頌壽

壽親養老新書

宋·陳直　元·鄒鉉　著

商務印書館

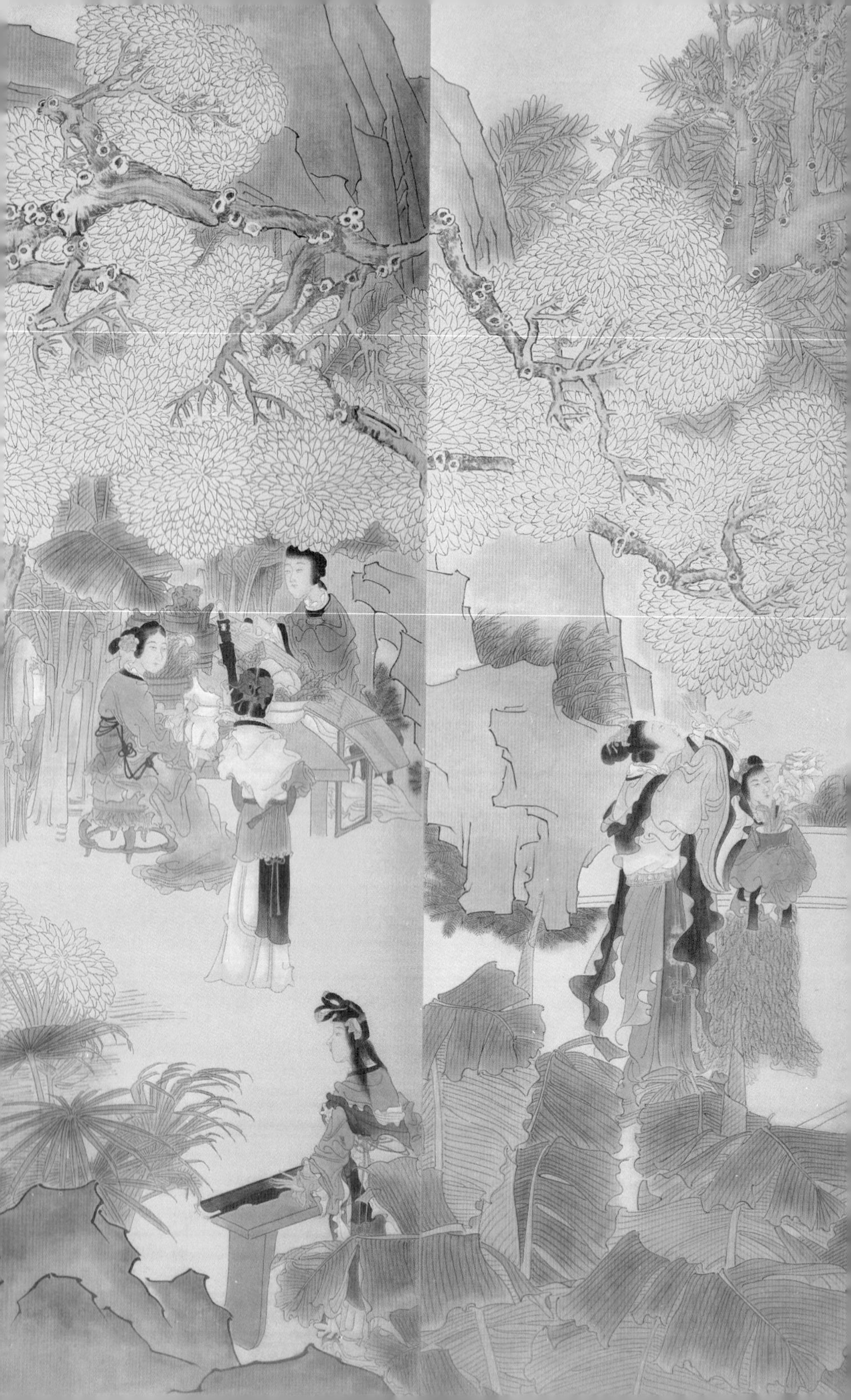

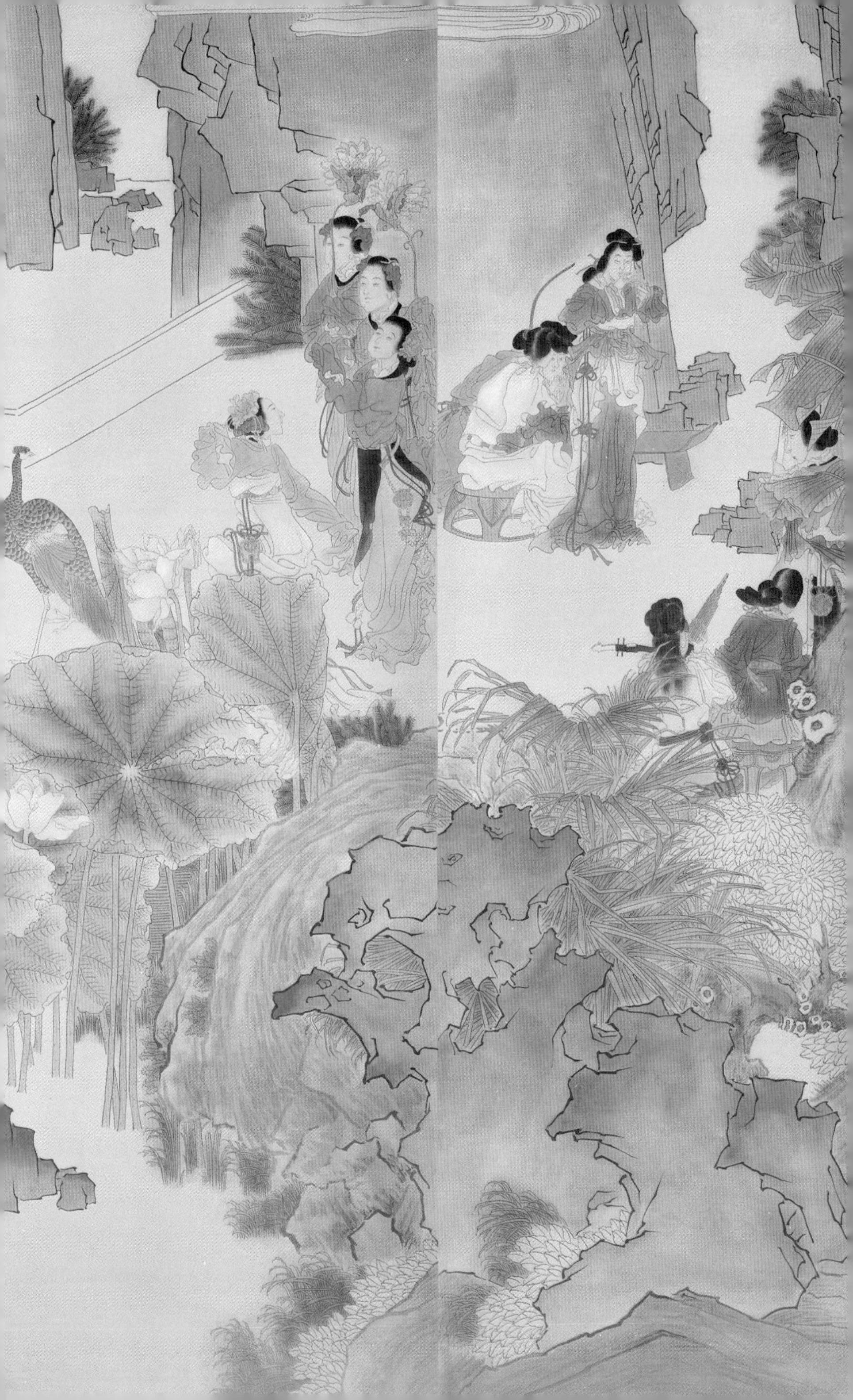

上頁圖

群仙祝壽圖（局部）

清　任伯年　金箋工筆　十二屏　高 206.8 厘米　總寬 714 厘米　現藏上海市美術家協會

任伯年（1840—1896），清代畫家。原名潤，字伯年，號小樓，後改名頤，以字行，浙江人。任伯年爲海上畫派的代表人物，兼擅人物花鳥。他繼承了傳統人物畫技法，融匯諸家之長，創作了大量的歷史人物肖像和神仙形象，形成了筆墨簡練、形神兼備的風格。其花鳥畫清新、鮮活、精巧、明朗。傳世畫作有《仕女圖》《牽牛八哥圖》《風塵三俠圖》等。

《群仙祝壽圖》是任伯年在構思、構圖方面高水平的代表作。畫作的主題是農曆三月初三西王母壽辰，天宮設蟠桃會，各路神仙前往瑤台祝壽。作品構思精密，人物構圖采用疏密對比、錯落有致的手法，筆墨精練，設色鮮豔，充分渲染了華麗富貴、群仙畢至的宏大祝壽場面。

原序

壽親養老之事，著於諸儒記禮之書備矣。然自後世觀之，則猶有未備焉者，何也？二帝三皇之世，風氣渾淪，人生其間，性質醇厚，故能平血氣於未定方剛之際，全筋力於欲衰將老之時。人子之愛其親，因其康强，加以奉養，爲之安其寢處，時其旨甘，娛其耳目心志，即可使之燕佚怡愉，全生而益壽。則《禮經》所載，謂之備可矣。後世大樸日漓，真元日散，七情爲沴，六氣乘之。壯或夭傷，老宜尪弱，孝子慈孫，服勤左右、寢膳調娛之外，尤不能不唯疾之憂。而求之《禮經》，則不過曰「痛癢抑搔」而已。若秦越人過雒之所爲醫，曾未見之省録，顧得謂之備歟？孝哉陳令尹！乃能輯是書於千數百年之後，而特詳於醫藥治療之方，凡爲四時調攝，食治備急，合二百三十有三焉，斯亦備矣。吾樵鄉先哲太師文靖鄒公之曾孫，敬直翁鉉，推老老親親之念，紬繹是書有年，猶恨其說之未備矣，則又廣集前修嘉言懿行，奇事異聞，與夫藥石、膳羞、器服之宜於佚老者，厘爲三卷，而方論所述，愈益精詳，是書始大備。吾聞喬木故家，壽基世積，翁之高祖、叔祖、二母夫人，皆年過九十，備極榮養。今翁亦希年矣，桂子蘭孫，盈庭戲彩，青山流水，竹色花香。鳩杖鸚杯，蒼顏玄鬢，見者謂不老地行仙。蓋是書驗於公家久矣。兹復不私其驗，繡諸梓而公之，且拳拳導夫人以自養之說。夫能知自養之養，而後能安享子孫之養。此吾於續書，重歎翁用心之仁也。仁者必壽，繇是八十而師，九十而相，百歲而定律令，百世而與諮謀，衍而爲商大夫之八百。曾元而下，家慶一堂。是書之驗，將千歲之日至而未止也。《詩》曰「永錫爾類」，又曰「永錫難老」，請爲翁三誦之。時大德丁未中元，樵西麓危徹孫序。

「堂上慈親八十餘，階前兒輩戲相呼。旨甘取足隨豐儉，此樂人間更有無？」康節翁詩，先人怡軒居士奉八十有三之母，大書屏間。時應紫方垂髫也。既壯，挾册從宜春通守鄒愛山宦游。愛山愛其母，施及塾賓，所至令應紫侍七袠之母以行。咸淳庚午，寓上杭縣齋，汀守劉審軒刊吕東萊《辨志録》，應紫與寓目焉。中間二則，載春夏奉親事，注云《養老奉親書》，於是方知此書之名。越二載壬申至宜春，遍求於袁吉文獻故家，咸無焉。自後司馬倦游，意謂此書不可復得矣。閲三十有餘載，大德乙巳春，總管冰壑鄒君緘其書視余。余手之不釋，如獲隨珠、和璧之寶；口之不置，如聆虞韶、商濩之音，已不勝其欣喜。未幾，復以其續編來示，命名《壽親養老新書》。其嘉言懿行，雅事奇方，前書所未有者，燦然畢備，又何如其喜也！君自吾杉遷樵南，重作文靖公故宅，樓居高明，剩有園池亭館之勝，經史圖書，琴棋觴咏，款親友於玉壺中。諸郎諸孫，珠聯玉立，善能承順其志，怡悦其心，允謂人間至樂。湖山院落，雲月爲家，四時佳興，自有《痴樂堂》《樵南小隱》二記。《新書》鋟梓，抑使世之養老奉親者，同有此樂焉，錫類之仁遠矣。應紫雖不獲再遂寸草春暉之志，而亦不忘於老萊斑衣之思。應紫君昔官中都時，曾遇異人，授以怡神養性之旨，故續書多述老人之所以自養者。應紫之志喜，蓋充然有得於斯。鵬鷃同游，亦惟曰各安其分云爾。是年冬至節日，同郡泰寧玉窗黄應紫德夫敬書。

余家藏舊有《養老奉親書》，其言老人食治之方，醫藥之法，攝養之道，靡所不載。余仿之，以奉吾母范陽郡太夫人李氏食飲起居，咸得其宜，壽高八旬而甚康健，則此書有益於人子大矣。然歲月既深，卷舒之久矣，字畫模糊，編簡脱落，懼後之覽者，不得其說。思獲善本書而新之，以貽後人。求之數載弗果得，每鬱鬱以爲欠事。至正辛巳夏五，余叨承朝命，備員浙東憲使，訪諸婺郡庠教授李子貞，得《壽親養老書》。睹其篇帙節目，比余舊本尤加詳備，昔之鬱鬱者一旦豁然矣。因自念曰：「與其得之難，孰若傳之廣。」遂命工鋟梓於學宮，庶天下後世皆得觀覽，以盡事親之道云。至正壬午中秋，范陽張士弘載拜書。

原本訛誤者徑改之，不另作說明

提要

臣等謹案：《壽親養老新書》四卷，第一卷爲宋陳直撰，本名《養老奉親書》，第二卷以後，則元大德中泰寧鄒鉉所續增，與直書合爲一編，更題今名。直於元豐時爲泰州興化令，《文獻通考》載有直所著《奉親養老書》一卷，而此本則題曰《養老奉親書》，其文互異。然此本爲至正中浙江所刊，猶據舊本翻雕，不應標題有誤。蓋《通考》傳寫倒置也。鉉號冰壑，又號敬直老人。書中稱其曾祖曰南谷，叔祖曰樸庵。以《福建通志》考之，南谷爲宋參知政事應龍，樸庵爲宋江西提刑應博，皆有名於時。據黃應紫序，稱鉉爲總管鄒君，又稱其官中都時，則鉉亦曾登仕版者。特《通志》不載，其行履不可詳考矣。直書，自飲食調治至簡妙老人備急方，分爲十五篇，二百三十三條，節宜之法甚備。明高濂作《尊生八箋》，其《四時調攝箋》所録諸藥品，大抵本於是書。鉉所續者，前一卷爲古今嘉言善行七十二事，後兩卷則凡寢興器具，饘粥飲善，藥石之宜，更爲賅具。而附以婦人小兒食治諸方，凡二百五十六條。其中如祝壽詩詞，連篇載入，不免失於冗雜。又叙述閑適之趣，往往詞意纖仄，采掇瑣碎。明季清言小品，實濫觴於此。然徵引方藥，類多奇秘，於高年頤養之法，不無小補，固爲人子者所宜究心也。乾隆四十九年三月恭校上。

原本訛誤者徑改之，不另作說明

壽親養老新書原序

壽親養老之事著於諸儒記禮之書備矣然自後世觀之則猶有未備焉者何也二帝三皇之世風氣渾淪人生其閒性質醇厚故能平血氣於未定方剛之際全筋力於欲衰將老之時人子之愛其親因其康彊加以奉養為之安其寢處時其甘旨娛其耳目心志即可使之燕佚怡愉全生而益壽則禮經所載謂之備可矣後世大樸日漓真元日散七情為沴六氣乘之壯或夭傷老

宜尪弱孝子慈孫服勤左右寢膳調娛之外尤不能不唯疾之憂而求之禮經則不過曰痛癢抑搔而已若秦越人過雄之所為醫曾未見之省録顧得謂之備歟孝哉陳令尹迺能輯是書於千數百年之後而特詳於醫藥治療之方凡為四時調攝食治備急合二百三十有三焉斯亦備矣吾樵卿先哲太師文靖鄒公之曾孫敬直翁鉉推老老親親之念紬繹是書有年猶恨其說之未備矣則又廣集前修嘉言懿行奇事異聞與夫藥名

膳羞器服之宜於佚老者釐為三卷而方論所述愈益精詳是書始大備吾聞喬木故家壽基世積翁之高祖叔祖二母夫人皆年過九十備極榮養今翁亦希年矣桂子蘭孫盈庭戲綵青山流水竹色花香鳩杖鸚杯蒼顏玄鬢見者謂不老地行仙蓋是書驗於公家久矣茲復不私其驗繡諸梓而公之且拳拳導夫人以自養之說夫能知自養之養而後能安享子孫之養此吾於續書重歎翁用心之仁也仁者必壽繇是八十而師九十

而相百歲而定律令百世而與諮謀行而為商大夫之八百曽元而下家慶一堂是書之驗將千歲之日至而未止也詩曰永錫爾類又曰永錫難老請為翁三誦之

旨大德丁未中元樵西麓危徹孫序

堂上慈親八十餘指前兒輩戲相呼旨甘取足隨豐儉此藥人間更有無康節翁詩先人怡軒居士奉八十有三之母大書屏間時應紫方垂髫也既壯挾册從宜春通守鄒愛山官游愛山愛其母施及塾賓所至令應紫

侍七袠之母以行咸淳庚午寓上杭縣齋汀守劉審軒刋吕東萊辨志録應紫與寓目焉中間二則載春夏奉親事注云養老奉親書於是方知此書之名越二載壬申至宜春徧求於袁吉文獻故家咸無焉自後司馬倦遊意謂此書不可復得矣閲三十有餘載大德己巳春總管冰壑鄒君鉽其書眎余余手之不釋如獲隨珠和璧之寶口之不置如聆虞韶商頀之音已不勝其欣喜未幾復以其續編來示命名壽親養老新書其嘉言懿

行雅事奇方前書所未有者燦然畢備又何如其喜也君自吾杉遷樵南重作文靖公故宅樓居高明牖有園池亭館之勝經史圖書琴棋觴詠歎親友於玉壺中諸郎諸孫珠聯玉立善能承順其志怡悅其心允謂人間至樂湖山院落雲月為家四時佳興自有凝樂堂樵南小隱二記新書鋟梓抑使世之養老奉親者同有此樂焉錫類之仁遠矣應紫雖不獲再遂寸草春暉之志而亦不忘於老萊斑衣之思君昔官中都時曾遇異人授

以怡神養性之旨故續書多述老人之所以自養者應紫之志喜葢充然有得於斯鵬鷃同遊亦惟曰各安其分云爾是年冬至節日同郡泰寧王總黄應紫德夫敘

書

余家藏舊有養老奉親書其言老人食治之方醫藥之法攝養之道靡所不載余倣之以奉吾母范陽郡太夫人李氏食飲起居咸得其宜壽高八旬而甚康健則此書有益於人子大矣然歲月既深卷舒之久矣字畫糢糊

編簡脫落懼後之覽者不得其失思獲善本書而新之以貽後人求之數載弗果得每欝欝以為欠事至正辛巳夏五余叨承朝命備員浙東憲使訪諸婺郡庠教授孝子貞得壽親養老書覩其篇帙節目比余舊本尤加詳備昔之欝欝者一旦豁然矣因自念曰與其得之難孰若傳之廣遂命工鋟梓於學宮庶天下後世皆得覩覽以盡事親之道云至正壬午中秋范陽張士弘載拜書

欽定四庫全書　　子部五

壽親養老新書目録　　醫家類

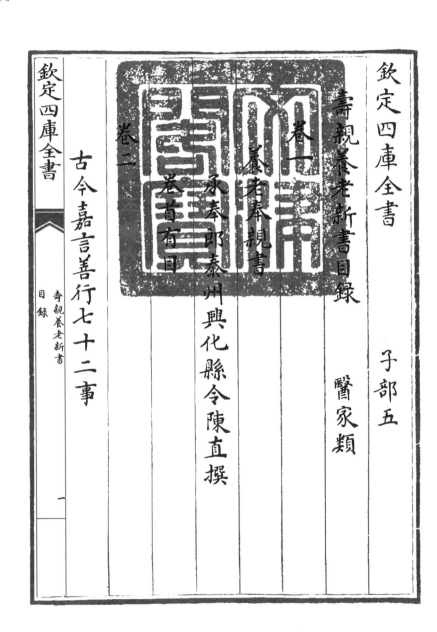

卷三

牡丹粥　扁豆粥

猪子肝　雞子餌

牛乳飲　甘草豆方

臣等謹案壽親養老新書四卷第一卷為宋陳直撰本名養老奉親書第二卷以後則元大德中泰寧鄒鉉所續增與直書合為一編更題今名直於元豐時為泰州興化令文獻通考載有直所著奉親養老書一卷而此本

則題曰養老奉親書其文互異然此本為至正中浙江所刊猶據舊本翻雕不應標題有誤葢通考傳寫倒置也鉉號永壑又號敬直老人書中稱其曾祖曰南谷叔祖曰樸菴以福建通志考之南谷為宋參知政事應龍樸菴為宋江西提刑應博皆有名於時據黄應紫序稱鉉為總管鄒君又稱其官中都時則鉉亦曾登仕版者特通志不載其行履不

可詳考矣直書自飲食調治至簡妙老人備急方分為十五篇二百三十三條節宜之法甚備明高濂作尊生八牋其四時調攝牋所録諸藥品大抵本於是書鉉所續者前一卷為古今嘉言善行七十二事後二卷則凡寢興器具饘粥飲善藥石之宜更為賅具而附以婦人小兒食治諸方凡二百五十六條其中如祝壽詩詞連篇載入不免失於冗雜又

敘述閑適之趣往往詞意纖仄採掇瑣碎明季清言小品實濫觴於此然徵引方約類多奇秘於高年頤養之法不無小補固為人子者所宜究心也乾隆四十九年三月恭校上

總纂官臣紀昀臣陸錫熊臣孫士毅

總校官臣陸費墀

欽定四庫全書

壽親養老新書卷一

宋　陳直　撰

養老奉新書

飲食調治第一

主身者神養氣者精益精者氣資氣者食食者生民之天活人之本也故飲食進則穀氣充穀氣充則氣血勝氣血勝則筋力强故脾胃者五臓之宗也五臓之氣皆禀於脾故四時皆以胃氣為本生氣通天論曰氣味辛

甘發散為陽酸苦涌泄為陰是以一身之中陰陽運用五行相生莫不由於飲食也若少年之人真元氣壯或失於饑飽食於生冷以根本強盛未易為患其高年之人真氣耗竭五臟衰弱全仰飲食以資氣血若生冷無節饑飽失宜調停無度動成疾患凡人疾病未有不因八邪而感所謂八邪者風寒暑濕饑飽勞逸也為人子者得不慎之若有疾患且先詳食醫之法審其疾狀以食療之食療未愈然後命藥貴不傷其臟腑也凡百飲

食必在人子躬親調治無縱婢使慢其所食老人之食大抵宜其溫熱熟軟忌其粘硬生冷每日晨朝宜以醇酒先進平補下元藥一服女人則平補血海藥一服無燥熱者良尋以猪羊腎粟米粥一盃壓之五味葱薤鶉膂等粥皆可至辰時服人參平胃散一服然後此第以順四時軟熟飲食進之食後引行一二百步令運動消散臨卧時進化痰利膈人參半夏丸一服尊年之人不可頓飽但頻頻與食使脾胃易化穀氣長存若頓令飽

食則多傷滿緣衰老人腸胃虛薄不能消納故成疾患為人子者深宜體悉此養老人之大要也日止可進前藥三服不可多餌如無疾患亦不須服藥但只調停飲食自然無恙矣

形證脈候第二

上古天真論曰女子之數七丈夫之數八女子七七四十九任脈虛衝脈衰天癸竭地道不通丈夫八八六十四五臟皆衰筋骨解墮天癸盡脈弱形枯女子過六十

之期丈夫逾七十之年越天常數上壽之人若衣食豐
備子孫勤養承順慈親叅行孝禮能調其飲食適其寒
温上合神靈下契人理此順天之道也高年之人形羸
氣弱理自當然其有丈夫女子年踰七十面色紅潤形
氣康强飲食不退尚多秘熱者此理何哉且年老之人
痿瘁為常今反此者非真陽血海氣壯也但診左右手
脉須大緊數此老人延永之兆也老人真氣已衰此得
虛陽氣盛充於肌體則兩手脉大飲食倍進雙臉常紅

精神強健此皆虛陽氣所助也須時有煩渴鬲熱大府秘結但隨時以平常湯藥微微消解三五日間自然平復常得虛陽氣存自然飲食得進此天假其壽也切不得為有小熱頻用轉瀉之藥通利苦冷之藥踈解若虛陽氣退復歸真體則雲氣尪羸臟腑衰弱多生冷疾無由補復若是從來無虛陽之氣一向憊乏之人全在斟量湯劑常加溫補調停饘粥以為養治此養老之先也

醫藥扶持第三

常見世人治高年之人疾患將同年少亂投湯藥妄行針灸以攻其疾務欲速愈殊不知上壽之人血氣已衰精神減耗危若風燭百疾易攻至於視聽不至聰明手足舉動不隨其身體勞倦頭目昏眩風氣不順宿疾時發或秘或泄或冷或熱此皆老人之常態也不順治之緊用針藥務求痊瘥往往因此别致危殆且攻病之藥或吐或汗或解或利緣衰老之人不同年少真氣壯盛雖汗吐轉利未至危困其老弱之人若汗之則陽氣泄

吐之則胃氣逆瀉之則元氣脱立致不虞此養老之大忌也大體老人藥餌止是扶持之法只可用温平順氣進食補虚中和之藥治之不可用市肆贖買他人惠送不知方味及狼虎之藥與之服餌切宜審詳若身有宿疾或時發動則隨其疾狀用中和湯藥順三朝五日自然無事然後調停飲食依食醫之法隨食性變饌治之此最為良也

性氣好嗜第四

眉壽之人形氣雖衰心亦自壯但不能遂時人事遂其所欲雖居温給食亦常不足故多咨煎背執等閑喜怒性氣不定止如小兒全在承順顏色遂其所欲嚴戒婢使子孫不令違背若憤怒一作血氣虚弱中氣不順因而飲食便成疾患深宜體悉常令人隨侍左右不可令孤坐獨寢緣老人孤僻易於傷感纔覺孤寂便生鬱悶養老之法凡人平生為性各有好嗜之事見即喜之有好書畫者有好琴碁者有好賭撲者有好珍奇者有好藥

餌者有好禽鳥者有好古物者有好物事者有好丹竈者人之僻好不能備舉但以其平生偏嗜之物時為尋求擇其精絶者布於左右使其喜愛玩悅不已老人衰倦無所用心若只令守家孤坐自成滯悶今見所好之物自然用心於物上日自看承戲玩自以為樂雖有勞倦咨煎性氣自然減可

宴處起居第五

凡人衰晚之年心力倦怠精神耗短百事懶於施為盖

氣血精力之使然也全籍子孫孝養竭力將護以免非横之虞凡行住坐卧宴處起居皆須巧立制度以助娛樂棲息之室必常潔雅夏則虛敞冬則温密其寢寐床榻不須高廣比常之制三分減一低則易於升降狹則不容漫風裀褥厚籍務在軟平三面設屏以防風冷其枕宜用夾熟色帛為之實以菊花製在低長則寢無鎛風長則轉不落枕其所坐椅音倚宜作矮禪床樣坐可垂足履地易於興起左右置欄面前設几緣老多困坐則成

眠有所欄圍免閃側之傷其衣服制度不須寬長長則多有蹴絆寬則衣服不著身緣老人骨肉踈冷風寒易中若窄衣貼身暖氣著體自然血氣流利四肢和暢雖遇盛夏亦不可令袒露其頸連項常用紫軟夾帛自頸後巾幘中垂下著肉入衣領中至背甲間以護腠理尊年人肌肉瘦怯腠理開踈若風傷腠中便成大患深宜慎之

貧富禍福第六

經曰自天子至於庶人孝無終始而患不及者未之有也人子以純孝之心竭力事親無終始不及之理惟供養之有厚薄由貧富之有分限人居富貴有奉於己而薄於親者人所不録天所不容雖處富貴而即貧賤也人雖居貧賤能約於己而豐於親者人所推仰天所助與雖處貧賤而即富貴也作善降之百祥作不善降之百殃善莫大於孝孝感於天故天與之福所以雖貧賤而即富貴也罪莫大於不孝不孝感於天故天與之禍

所以雖富貴而即貧賤也善惡之報其猶影響為人子者可不信乎奉親之道亦不在日用三牲但能承順父母顏色盡其孝心隨其所有此順天之理也其温厚之家不可慢於老者盡於養老之方勵力行之其貧下闕乏之家養老之法雖有奉行之心而無奉行之力者但隨家豐儉竭力於親約禮設具使老者知其盡力事奉而止將見孝心感格陰靈默祐如姜詩之躍鯉孟宗之泣笋無非孝感所致此行孝之明驗也慮孝子順孫有窘

乏不能依此法者意有不足故立此貧富禍福之說以濟之

戒忌保護第七

人萬物中一物也不能逃天地之數若天癸數窮則精血耗竭神氣浮弱返同小兒全假將護以助衰晚若遇水火兵寇非横驚怖之事必先扶持老人於安隱處避之不可喧忙驚動尊年之人一遭大驚便致冐昧因生餘疾凡喪葬凶禍不可令弔疾病危困不可令驚悲哀

憂愁不可令人預報穢惡臭敗不可令食粘硬毒物不可令飡敞漏畀濕不可令居卒風暴寒不可令冒煩暑燠熱不可令中動作行步不可令勞暮夜之食不可令飽陰霧晦暝不可令饑假借鞍馬不可令乗偏僻藥餌不可令服廢宅歆宇不可令入墳園塚墓不可令遊危險之地不可令行澗淵之水不可令渡闇昧之室不可令孤凶禍遠報不可令知輕薄婢使不可令親家緣冗事不可令管若此事類頗多不克備舉但人子悉意深

慮過為之防稍不便於老人者皆宜忌之以保長年常宜遊息精藍崇尚佛事使神識趣向一歸善道此養老之奇術也

四時養老總序第八

四時調神論曰陰陽四時者萬物終始死生之本也逆之則災害生從之則苛疾不起是謂得道春溫以生之夏熱以長之秋涼以收之冬寒以藏之若氣反於時則皆為疾癘此天之常道也順之則生逆之則病經曰觀

天之道執天之行盡矣人能執天道生殺之理法四時運用而行自然疾病不生長年可保其黄髮之人五臟氣虚精神耗竭若稍失節宣即動成危瘵蓋老人勌惰不能自調在人資養以延遐筭為人子者深宜察其寒温審其饘藥依四時攝養之方順五行休王之氣恭恪奉親慎無懈怠今集老人四時通用備疾藥法具陳於左

此方多用寒藥蓋北人所宜凡用藥者宜參處之

四時通用男女婦人方

治老人風熱上攻頭旋運悶喜卧怔悸起即欲倒背急身强旋覆花散（女人通用）

旋覆花（半兩） 前胡（一兩） 麥門冬（一兩去心）

蔓荆子（半兩） 白术（二分） 枳殼（二分去穰麪炒）

甘菊花（三分） 半夏（半兩薑汁煮） 防風（半兩）

大黄（虚人者用石膏） 獨活（半兩） 甘草（半兩）

右為末每服三錢水一中盞入薑半分同煎至六分去滓温服不計時候

老人補壯筋骨治風走疰疼痛並風氣上攻下疰羌活丸

羌活　牛膝酒浴過焙乾　川練子　白附子

舶上茴香　黄蓍去皮剉　青鹽　巴戟去心

黒附子炮裂去皮臍　沙苑白蒺藜

右件等分一處擣羅為末酒煮麪糊為丸如梧桐子大每服十丸空心臨卧鹽湯下看老少加減服

老人和脾胃氣進飲食止痰逆療腹痛氣調中木香人

參散 男子女人通用方

木香半兩 人參去蘆頭半兩 茯苓去黑皮一分 白术半兩微炒

肉豆蔻去皮一分 枇杷葉去毛一分 厚朴去粗皮用薑汁製 丁香半兩

藿香葉一分 甘草半兩炙 乾薑半兩炮 陳皮半兩湯浸去穰

右件一十二味修事了秤分兩擣羅為末每服二錢

水一盞入生薑錢一片棗二枚同煎至六分去滓溫

服此藥老人常服合喫

老人和脾胃氣治胸膈痃悶心腹刺痛不思飲食枳殼

木香散男子女人通用此方

木香一兩 神麯杵末炒四兩 京三稜四兩炮 青橘皮去穰三兩 甘草三兩炮 益智去皮三兩 白芷一兩 桂心三兩 莪朮三兩炮 白朮微炒二兩 枳殻麵炒炮

右件藥擣羅為末每服二錢水一盞入生薑鹽各少許同煎至七分併滓熱服

解老人四時傷寒四順散男子女人同用此方

麻黃去節 杏仁去皮 甘草炙 荊芥穗已上各等分

右同杵為末每服一錢入鹽湯點熱服

治老人心脾積熱或流疰脚膝疼痛黄耆散男子女人通用

黄耆 赤芍藥 牡丹皮 香白芷 沙參

甘草炙 肉桂去皮 柴胡去苗 當歸洗後炙

右件等分擣羅為末每服二錢水一盞薑三片煎至

五分日進三服春冬每煎時入蜜蒸𡵆蕒煎半匙忌

粘食炙煿等物

橘皮煮散益元氣和脾胃治傷寒此名不換金散但心腹諸疾並用療之男

子女人

通用

橘皮去穰秤一兩用　人參　茯苓　白术各一兩　木香一分

乾薑炮　官桂半兩去皮秤　梹榔一兩雞心者用　草豆蔻二箇去皮

半夏一分麩炒　厚朴半兩入薑一分同秤碎炒乾　枳殻半兩去穰麩炒

訶黎勒五箇煨熟去核　甘草半兩炮

右件擣羅為末每服一大錢水一盞薑棗同煎至七分熱喫不問食前食後並宜服忌如常

治老人臟腑冷熱不調裏急後重闌門不和香白芷散

男子女人通用

當歸洗三錢　香白芷洗三錢　茯苓去皮三錢　枳殼麩炒三錢

木香一錢

右件為末每服一錢水半盞生薑少許同煎至四分

温服

治老人大小便不通匀氣散通用

生薑半兩　葱一莖和根葉泥用　鹽一捻　豉三十粒

右件四味擣爛安臍中良久便通

治老人小便不通地龍膏

白項地龍　茴香用時看多少

右件杵汁傾於臍内自然便通

治老人脚膝疼痛不能履地七聖散

杜仲　續斷　萆薢　防風　獨活　牛膝酒浸一宿

甘草已上各一兩

右件為末每服二錢酒調下

治老人脾胃一切病温白圓兼治脾不承受吐逆瀉痢

及宿食不消方通用

半夏二兩湯洗薑汁浸　白术一兩炮　丁香一分

右件為末用生薑自然汁和飛麪為糊搜和前藥末為丸如梧桐子大濃煎生薑湯下十丸空心服如腹疼並嘔逆食後

藁本散治婦人血氣丈夫筋骨風四肢軟弱及卒中急風並寸白蟲但常服並皆攻治或要出汗解傷寒湯使如後此方是孟相公進過

藁本 牛膝酒浸一宿焙乾 當歸 麻黄去節已上各一兩

羌活 獨活 防風 肉桂去粗皮秤 芍藥 菊花

續斷 五加皮 甘草 赤箭 枳殼麩炒去穰

已上各半兩 黑附子大者一箇炮製去皮臍 細辛一分去葉秤

右件藥一十八味並須州土好者使水洗過細剉焙乾擣羅為末空心温酒下二錢如不飲酒薄荷湯下發汗解傷寒熱葱白酒下二錢併服三五服為妙

治老人風冷展筋骨續斷散方

續斷一兩　牛膝二兩　芎一兩　木瓜二兩

右為細末空心時温酒調下一大錢

墜痰化涎和脾胃人參半夏丸

半夏一兩生薑四兩取汁先以湯洗半夏七遍浸三日後於日内煎乾切作餅子焙乾

白礬一兩　人參一兩　茯苓一兩去皮

右為末以蒸餅水浸過却用紙褁煨熟為丸如菉豆大每日空心夜卧用淡生薑湯下十五丸開胃口薑棗湯下風涎用皂角一條薑三片蘿蔔三片同煎湯

下

治老人暖食藥丁香丸消食治一切氣悶止惡心腹脹利胸膈逐積滯方男子婦人通用

大烏梅一箇須是有裾襴者　巴豆一箇新肥者和皮用　香墨末抄半錢

揀丁香五箇須是新者用　胡椒五粒須是黒者　乾漆末抄半錢先炒為末

桂花末抄半錢香墨乾漆桂花三味研入

右為末用馬尾羅子羅過用醋麵糊為劑臼中杵令勻如菉豆大温酒下五丸至七丸茶下亦得或入蠟

茶末抄三錢更妙

香草散治婦人氣羸腸寒便白食傷積滯冷結腸不成

温脾肺活榮生肌進食益衝任二經

藺茹　桔梗　白芷　當歸　地榆　芍藥

檳榔　白荳蔻各半兩　麝香一錢

右為末每服二錢水一盞薑棗同煎至數沸通口食

前日進三服

香枳湯治老人大腸秘澀調風順氣男子婦人通用

枳殼去穰麩炒 防風一兩 甘草半兩炙

右為末每服二錢百沸湯點服空心食前各一服

治婦人男子久積虛敗壯元補血健胃暖脾止痰逆消

飲食北亭丸

北亭二兩去除砂石 阿魏半兩同硇砂研令細醋化去砂石 川當歸淨洗去苗稍用

厚朴去皮薑汁炙令黃色 陳橘皮去穰用紅 官桂去皮秤 乾薑炮 甘草炙 川芎 胡椒揀好者 縮砂去皮用 大附子炮去皮臍已上各秤四兩

茯苓二兩 青鹽二兩與硇砂阿魏同醋研土沙土 白朮米泔水侵一宿切作片子焙乾

五味子一兩半去沙土用之

右件依法修治為末將硇砂阿魏醋入麪看多少同煎稀糊下藥更煉好蜜同搜和拌勻再入臼中杵千百下丸如酸棗大每服一丸空心鹽湯茶酒任下嚼破女人一切病患並宜服此

治老人一切風烏犀丸

天麻二兩 地榆一兩 元參一兩 川烏頭一兩炮製去皮

龍腦薄荷四兩 藿香葉一兩 皂角三挺不蛀者燒紅入水中浸之

龍腦少許 麝香少許

右為末煉蜜為丸如皂子大每服一丸嚼喫小兒半丸巳下薄荷茶酒調下

鎮心丸養老人心氣令不健忘聰耳明目方

辰砂一兩 桂一兩 遠志去心 人參巳上各一兩 茯苓二兩

麥門冬去心 石菖蒲 乾地黃各一兩半 巳上除辰砂並為末合勻

右煉蜜為丸如桐子大空心薄荷酒吞下十丸至十

五丸留少硃砂爲衣益心氣養神宜常服

治老人脾肺客熱上焦滯痰涼心潤肺消壅枇杷葉散

王昉進男子女人通用

枇杷葉炙去毛 人參 茯苓 白术 羌活 黄耆各一兩 甘草炙 半夏湯洗去滑切破焙乾各半兩

右爲末每服二錢水一盞入生薑薄荷煎至七分食後臨卧温服

羌活散治老人耳聾眼暗頭項腰背疼痛渾身瘡癬叱

乃腎臟風所攻也

羌活 枳殻麩炒去穰 半夏湯浸七遍 甘草炙 大腹子

防風 桑白皮各等分

右為粗末每服二錢水一盞生薑煎至七分温服早辰日午時臨卧各一服

搜風順氣治老人百疾七聖丸男子女人通用

檳榔 木香 川芎 羌活 桂心各一兩 郁李仁一兩去皮尖炒 大黄一兩一分炒令黄色

右為末煉蜜為丸桐子大不計時候溫酒下七丸要
利動即加七丸淡薑湯下亦得

春時攝養第九

春屬木主發生宜戒殺茂於恩惠以順生氣春肝氣旺
肝屬木其味酸木能勝土土屬脾主甘當春之時其飲
食之味宜減酸益甘以養脾氣肝氣盛者調虛氣以利
之順之則安逆之則少陽不生肝氣內變春時陽氣初
昇萬物萌發正二月間乍寒乍熱高年之人多有宿疾

春氣所攻則精神昏倦宿患發動又復經冬已來擁爐熏衾啗炙飲熱至春成積多所發泄致體熱頭昏膈壅涎嗽四肢勞倦腰脚不任皆冬所發之疾也常宜體候若稍利恐傷臟腑別生和氣涼膈化痰之藥消解或只選食治方中性稍涼利飲食調停與進自然通暢若別無疾狀不須服藥常擇和暖日引侍尊親於園亭樓閣虛敞之處使放意登眺用攄滯懷以暢生氣時尋花木遊賞以快其意不令孤坐獨眠自生鬱悶春時若親朋

請名老人意欲從歡任自遨遊常令嫡親侍從惟酒不可過飲春時人家多造冷餜米食等不令下與如水團兼粽粘冷肥僻之物多傷脾胃難得消化大不益老人切宜看承春時遇天氣燠暖不可頓減綿衣緣老人氣弱骨疎怯風冷易傷肌體但多穿夾衣遇暖之時一重漸減一重即不致暴傷也今具春時湯藥如後

春時用諸藥方

治老人春時多昏倦細辛散明目和脾胃除風氣去痰

涎男子女人通用

細辛一兩去土　芎二兩　甘草半兩炙

右為末每服一大錢以水一盞煎至六分熱呷可常服

治老人春時熱毒風攻頸項頭痛面腫及風毒眼澀菊花散

菊花　前胡　旋覆花　芍藥　元參　苦參　防風各等分

右為末食後臨卧用温酒調下三錢不飲酒用米飲調下亦得

治老人春時頭目不利昏昏如醉壯熱頭疼有似傷寒惺惺丸通用

桔梗　細辛　人參　甘草　茯苓　爪蔞根　白术各一兩

右為末煉蜜為丸如彈子大每服一丸温水化破治頭痛腰痛藥入口當下便惺惺

治老人春時多偏正頭疼神効方通用

旋覆花焙一兩　白僵蠶炒一兩　石膏細研一分

右件為末以葱煨熟和根同杵為丸桐子大急痛用

葱茶下二丸慢痛不過二服

治老人春時胸膈不利或時滿悶壅痰飲乎

半夏不計多少用湯洗十遍為末　生薑一大塊　棗七枚

右二味以水二盞藥末二錢慢火煎至七分臨卧時

去生薑頻服

老人春時宜喫延年草進食順氣御藥院常合進通用

青橘皮四兩浸洗去穰　甘草二兩為細末　鹽二兩半炒

右三味先洗浸橘皮去苦水微焙入甘草同焙乾後入鹽每早辰嚼三兩葉子通滯氣大好

治老人春時諸般眼疾發動黄耆散兼治口鼻生瘡

黄耆　川芎　防風　甘草　白蒺藜略炒杵去尖出火毒已上各一兩　甘菊花三二不得用新菊

右淨洗曬乾勿更近火擣為末每服二錢早辰空心

日午臨卧各一服乾嚥或米飲調下暴赤風毒淚昏澀痛癢等眼只三服三兩日永効內外瘴眼久服方退忌房室毒物火上食丸患眼切不得頭上針絡出血及服皂角牽牛等藥取一時之快並大損眼

治老人春時胸膈不利痰壅氣噎及咽喉諸疾黍粘湯方

黍粘子三兩炒令香熟　甘草半兩炙

右為末擣羅細末每服一錢食後臨卧如常㸃之

夏時攝養第十

夏屬火主於長養夏心氣王心主火味屬苦火能尅金金屬肺肺主辛其飲食之味當夏之時宜減苦增辛以養肺氣心氣盛者調呵氣以疎之順之則安逆之則太陽不長心氣内洞盛夏之月最難治攝陰氣内伏暑毒外蒸縱意當風任性食冷故人多暴泄之患惟是老人尤宜保護若簷下過道穿隙破牕皆不可納涼此為賊風中人暴毒宜居虛堂淨室水次木陰潔淨之處自有

清涼每日凌晨進温平順氣湯散一服飲食温軟不令太飽畏日長永但時復進之渴宜飲粟米温飲豆蔻熟水生冷肥膩尤宜減之緣老人氣弱當夏之時納陰在内以陰弱之腹當冷肥之物則多成滑泄一傷正氣卒難補復切宜慎之若須要食瓜菓之類量虚實少為進之緣老人思食之物若有違阻意便不樂但隨意與之纔食之際以方便之言解之往往知味便休不逆其意自無所損若是氣弱老人夏至已後宜服不燥熱平補

腎氣暖藥三二十服以助元氣若蓯蓉丸八味丸之類宜往潔雅寺院中擇虛敞處以其所好之物悅之若要寢息但任其意不可令久眠但時時令歇久則神昏直召年高相協之人日陪閑話論往昔之事自然喜悅忘其暑毒細湯名茶時為進之晚涼方歸謹選夏時湯藥如後

夏時用藥諸方

治老人夏多冷氣發動胸膈氣滯噎塞脾胃不和可思

飲食豆蔻散

草豆蔻四兩以薑四兩炒香黃為度和薑用 大麥蘖子十兩炒黃

神麯四兩炒黃 杏仁四兩去尖炒熟 甘草四兩炙 乾薑二兩炮製

右為末每服一錢如茶點之不計時候服

治老人夏月宜服平補下元明目蓯蓉丸

蓯蓉四兩 巴戟二兩 菊花二兩 枸杞子二兩

右為末煉蜜為丸桐子大每服鹽湯下二十丸

治老人夏月暴發腹痛及泄瀉木香丸

輕好全乾蝎二十箇每箇擘三兩段子於慢火上炒令黃熟 揀好胡椒三百粒生

木香一分

右件同藥擣為末濕紙裹燒粟米飯為丸如菉豆大

如患腹痛每服十五丸煎燈心或橘皮生薑湯下大

便不調及腹瀉每服十五丸煎陳橘皮湯下

治老人夏月脾胃忽生冷氣心腹脹滿疼悶泄瀉不止

訶子散

訶子皮五箇 大腹五箇去皮 甘草半兩炙 白朮半兩微炒

草豆蔻十四箇用麪裹燒令麪熟黄去麪并皮用　人參去蘆頭半兩

右為末每服二錢水一盞入生薑少許棗二箇同煎至六分去滓温服

治老人夏月因食冷氣積滞或心腹疼痛等冝常服

京三棱三兩濕紙裹煨熟透别杵　蓬莪朮二兩同上　烏藥二兩

益智去皮二兩　甘草炙三兩　陳橘皮二兩如烏藥用厚朴亦得

右為末每服入鹽點之不計時候一錢

治老人夏月冝服三聖丸祛逐風冷氣進食和胃去痰

滯腰膝冷痛

葳靈仙淨洗去土揀擇焙乾秤五兩　乾薑二兩炮製　烏頭二兩炮製去皮臍秤

右件為末煮棗肉為丸如梧子大每服十五丸至二十丸溫薑湯下

治老人夏月宜服平補楮實丸方駐顏壯筋骨補益元藏療積冷虛乏一切氣疾暖胃進酒食久服令人輕健此神効方

楮實半斤輕杵去白及膜揀擇淨微微炒　鹿茸四兩茄子茸為上其次亦得淨瓮上炙令黃色如無則鹿角屑代之亦妙　大附子四兩炮去皮臍出火毒　懷州牛膝四兩去蘆頭酒浸二宿焙　紫巴戟四兩洗去心　金釵石斛四兩去根揀淨細細切之　川乾薑二兩炮製急於新水內淨過　肉桂二兩去粗皮

右件八味為末楮實子一味用砂盆別研二日令爛細後旋入前藥末同研拌令細勻入煮棗內同研拌得所方入鐵臼杵二千下丸如同子大每服三十丸溫酒下忌牛肉豉汁

治老人百疾常服四順湯

神麴四兩入生薑四兩去皮一處作餅子焙乾　甘草一兩半炙黃

草豆蔻一兩半先炮熟去皮細剉用　大麥蘖子二兩炒香熟

右件為末鹽點之一錢

婦人年老夏月平補血海活血去風五倍丸

五倍子二兩　川芎二兩剉細　菊花二兩　荊芥穗二兩

旋覆花二兩

右為末蜜為丸如桐子大每日空心五更晚食後鹽

湯酒下十五丸喫至半月日覺見漸安手足有力眼目鮮明進得飲食大旺血海請每一日三服若見大段安樂一日只喫一服尤佳

治老人脾胃弱不思飲食吐瀉霍亂理中丸

人參　甘草　乾薑　白术各等分

右為末煉蜜為丸桐子大每服十五丸食前服

夏月消食和氣橘紅散

陳橘皮一斤半湯浸洗五七度用淨巾拭乾後用生薑五兩取自然汁拌橘皮令匀淹一宿焙乾

秤一斤 肉苣蕘半兩 甘草五兩

右先將甘草寸截用白鹽五兩一處同炒候鹽紅色

甘草赤色為度一處為末如茶點之

夏月平胃補老人元藏虛弱腑氣不順壯筋骨益顏容

固精髓八仙丸

澤瀉三兩 茯苓二兩去粗皮 牡丹三兩 官桂二兩

附子三兩炮去皮臍 生乾地黃八兩洗乾杵 山茱萸四兩

乾薯蘗四兩微炒炙

右事持了焙乾惟桂不焙為末煉蜜為丸如桐子大每日空心温酒或鹽湯下三十丸

秋時攝養第十一

秋屬金主於肅殺秋肺氣王肺屬金味屬辛金能尅木木屬肝肝主酸當秋之時其飲食之味宜減辛增酸以養肝氣肺氣盛者調呬氣以洩之順之則安逆之則太陰不收肺氣焦滿秋時凄風慘雨草木黄落高年之人身雖老弱心亦如壯秋時思念往昔親朋動多傷感季

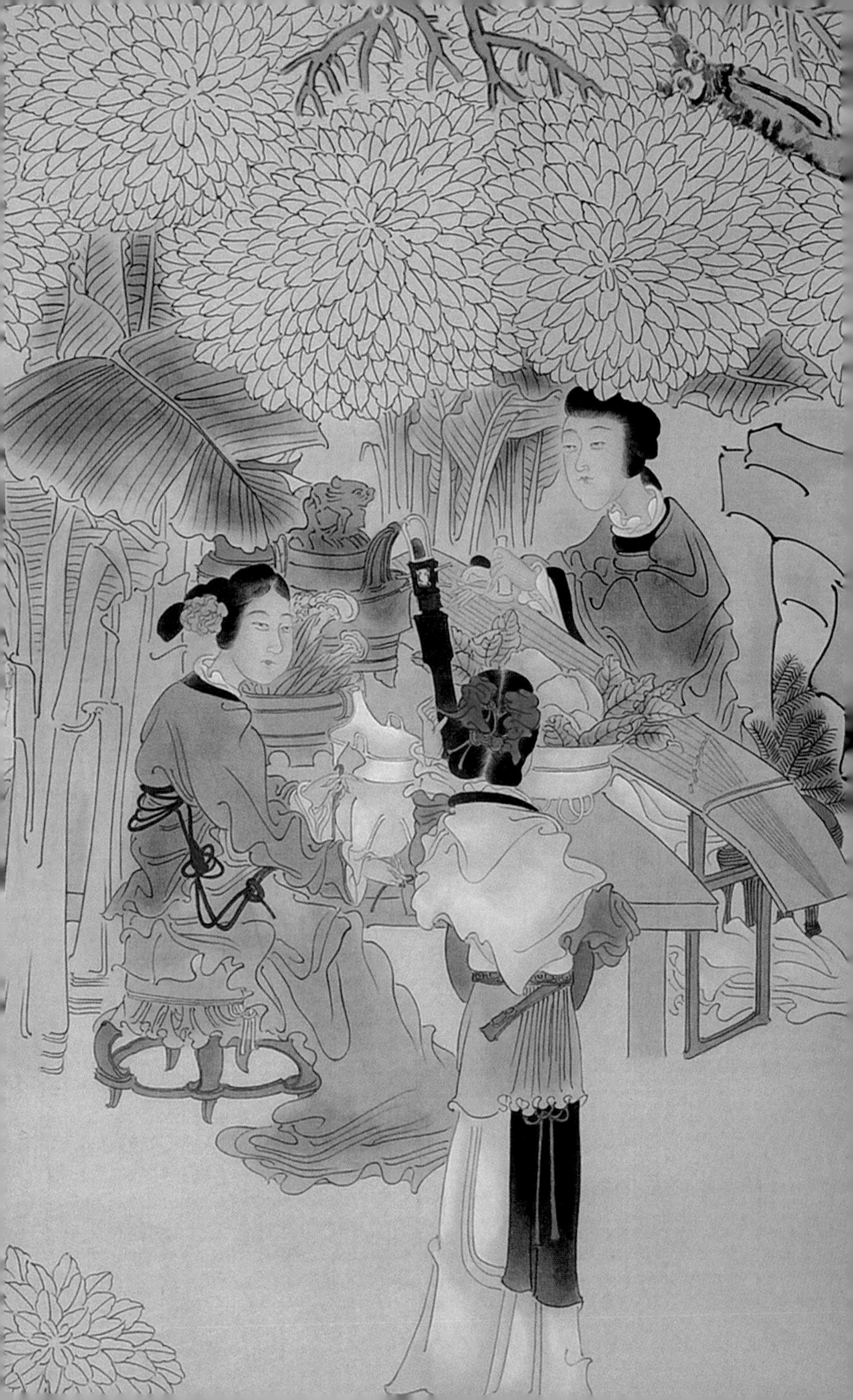

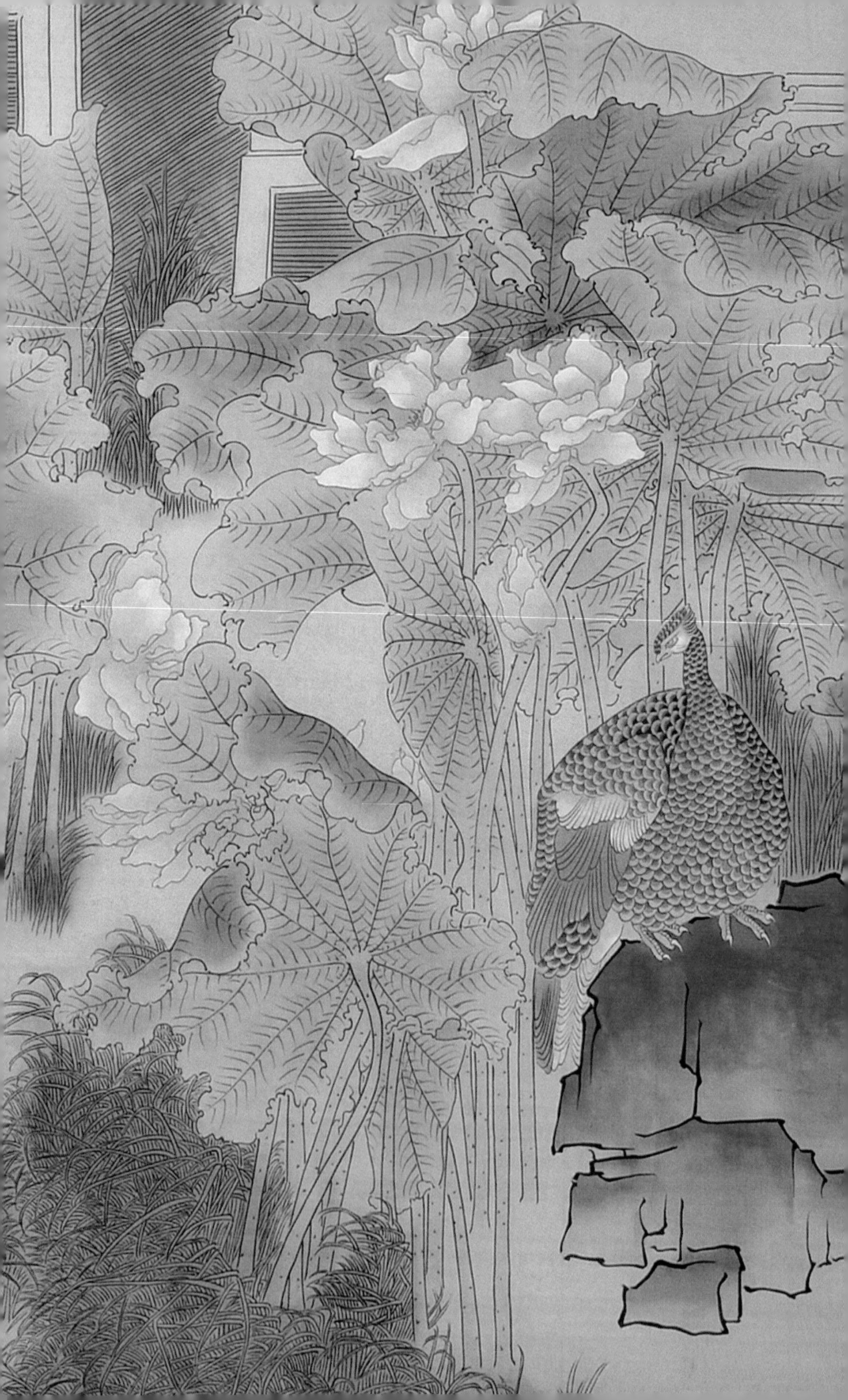

秋之後水冷草枯多發宿患此時人子最宜承奉晨昏體悉舉止看詳若顏色不樂便須多方誘說使役其心神則忘其秋思其新登五穀不宜與食最易動人宿疾若素知宿患秋終多發或痰涎喘嗽或風眩痹癖或秘泄勞倦或寒熱進退計其所發之疾預於未發已前擇其中和應病之藥預與服食止其欲發令布秋時湯藥如後

秋時用諸藥方

治老人一切瀉痢七寶丹此藥如久患瀉痢諸藥療不差者服此藥無不差者若老人反脾泄滑大宜服此藥

附子炮　當歸　陳橘皮　乾薑已上各一兩　吴茱萸

厚朴以薑汁炙　南椒已上三味各半兩　舶上硫黄一兩

右件七味細剉以慢火焙過擣羅為末與硫黄末同拌匀一處煎米醋和作兩劑却以白麪半斤和令得所亦令分作兩劑用裹藥如燒餅法用文武火煨令麪熟為度去却麪於臼中擣三百下丸如桐子大如

患諸般瀉痢以米湯下二十丸空心日午服如患氣痛及宿食不消以薑鹽湯下二十丸空心日午服如患氣痛及宿冷並無忌此方如神如聖其効無及

治老人乘秋臟腑虛冷滑泄不定攝脾丸

木香 訶子炮去核 厚朴生薑汁炙 五倍子 白术各等分

右為末用燒粟米飯為丸桐子大每服十丸米飲送下

治老人秋肺壅滯涎嗽間作胃脘痰滯塞悶不快葳靈仙丸

乾薄荷取末一兩 皂角一斤不蛀肥者以河水浸洗去黑皮用銀石器内用河水軟揉去滓絹濾去粗熬成膏 葳靈仙洗擇去土焙乾為末四兩

右入前膏搜丸如桐子大每服三十丸臨卧生薑湯吞下

治老人脾臟泄瀉中心氣不和精神倦怠不思飲食神授高青丸

高良薑　青木香各一兩

右二味為末煑棗肉為丸桐子大乾薑湯下十五丸至二十丸

治老人秋後多發嗽遠年一切嗽疾並勞嗽痰壅保救丹

蛤蚧一箇如是丈夫患取腰前一截雄者用之女人患取雌者腰後一截用之　不蛀皂角二挺塗酥炙去黑皮並子　乾地黃一分熟蒸如錫　五味子一分　杏仁一分去皮尖用童子小便浸一伏時入蜜炒黃色　半夏一分漿水煑三七遍　丁

香少許

右為末煉蜜為丸如桐子大每日食前一服五丸薑

湯下

治老人膈滯肺疾痰嗽生薑湯

杏仁四兩去皮尖　生薑六兩去皮細橫切之　甘草三分　桃仁半兩

去皮尖　鹽花三兩

右以杏仁桃仁薑濕紙同裹煨沙盆内研極細後入

甘草鹽再研潔罷貯之湯點服

治諸般腹瀉不止及年高久瀉健脾散

川烏頭炮去皮臍三分　厚朴去皮薑汁製　甘草炙　乾薑炮各一兩

右為末每服一錢水三合生薑二片煎至二合熱服併進二服立止

冬時攝養第十二

冬屬水主於斂藏冬腎氣旺屬水味屬鹹水尅火火屬心心主苦當冬之時其飲食之味宜減鹹而增苦以養

心氣腎氣盛者調次氣以平之順之則安逆之則少陰
不藏腎之水獨沈三冬之月最宜居處密室温暖衾服
調其飲食適其寒温大寒之日山藥酒肉酒時進一盃
以扶衰弱以禦寒氣不可輕出觸冒寒風緣老人血氣
虛怯真陽氣少若感寒邪便成疾患多為欬吐逆麻痺
昏眩之疾冬燥煎爐之物尤宜少食冬月陽氣在内陰
氣在外池沼之中冰堅如石地裂横璺寒從下起人亦
如是故盛冬月人多患膈氣滿急之疾老人多有上熱

下冷之患如冬月陽氣在內虛陽上攻若食炙煿燥熱之物故多有壅噎痰嗽眼目之疾亦不宜澡沐陽氣內蘊之時若加湯火所逼須出大汗高年人陽氣發泄骨肉踈薄易於傷動多感外疾惟早睡晚起以避霜威晨朝宜飲少醇酒然後進粥臨卧宜服微涼膈化痰藥一服今列冬時湯藥如後

冬時用藥諸方

治老人大腸風燥氣秘陳橘皮霍大使與馮尚藥同定此方

陳橘皮去穰一兩　檳榔細剉半兩　木香一分　羌活去蘆頭半兩

防風去蘆頭半兩　青皮子去穰半兩　枳殼麪炒去穰半兩　不

蛀皂角兩挺去黑皮酥炙黃　郁李仁一兩去皮尖炒黃　牽牛微炒杵細

羅取末二兩

右為末郁李仁牽牛同研拌匀煉蜜為丸桐子大每

服二十丸食前用薑湯下未利漸加三十丸以利為

度

老人有熱壅滯不快大腸時秘結諸熱毒生瘡摟風順

氣牽牛丸

牽牛二兩飯甑蒸過　木通一兩　青橘一兩去穰　桑白皮一兩

赤芍藥一兩　木香半兩

右為末煉蜜為丸如桐子大每服十五丸至二十丸

丈夫酒下婦人血氣醋湯下

解老人熱秘方

大附子一箇燒留性研為末每服一錢熱酒調下

食治養老序第十三

昔聖人詮置藥石療諸疾病者以其五臟本於五行五行有相生勝之理也榮衛本於陰陽陰陽有順逆之理也故萬物皆稟陰陽五行而生有五色焉有五味焉有寒熱焉有良毒焉人取其色味熱良毒之性歸之五行處以為藥以治諸疾順五行之氣者以相生之物為藥以養之逆五行之氣者以相勝之物為藥以攻之或瀉母以利子或益子以補母此用藥之奇法也經曰天地萬物之盜人萬物之盜人所以盜萬物為資養之法其

水陸之物為飲食者不啻千品其五色五味冷熱補瀉之性亦皆稟於陰陽五行與藥無殊大體用藥之法以冷治熱以熱治冷實則瀉之虛則補之此用藥之大要也人若能知其食性調而用之則倍勝於藥也緣老人之性皆厭於藥而喜於食以食治疾勝於用藥況是老人之疾慎於吐利尤宜食以治之凡老人有患宜先以食治食治未愈然後命藥此養老人之大法也是以善治病者不如善慎疾善治藥者不如善治食今以食醫

心鏡食療本草詮食要法諸家治饌洎太平聖惠方食治諸法類成養老食治方各開門目用治諸疾具列於左為人子者宜留意焉

食治老人諸疾方第十四

食治水氣方　　食治喘嗽方

食治脚氣方　　食治腰脚疼痛方

食治諸淋方　　食治噎塞方

食治冷氣方　　食治諸痔方

食治諸風方

食治養老益氣方

食治老人補虛益氣牛乳方

牛乳五升　蓽茇末一兩

右件藥入銀器内以水三升和乳合煎取三升後入瓷合中每於食前煖一小盞服之

食治老人補虚羸乏氣力法製猪肚方

獖猪肚一枚洗如食法　人參半兩去蘆頭　乾薑二錢炮製剉　椒二錢去目不開口去微炒去汗　葱白七莖去鬚切　糯米三合

右件擣為末入米合和相得入猪肚内縫合勿令洩氣以水五升於鐺内微火煮令爛熟空心服放温服之次煖酒一中盞飲之

老人益氣牛乳方

牛乳最宜老人平補血脈益心長肌肉令人身體康强潤澤面目光悅志不衰故為人子者常須供之以為常食或為乳餅或作斷乳等恒使恣意充足為度此物勝肉遠矣

食治老人養老以藥水飲牛取乳服食方

鍾乳一斤上好者細研　人參三兩去蘆頭　甘草五兩炙微赤剉　乾地黄三兩

黄耆二兩剉　杜仲三兩去皮用　肉蓯蓉六兩　白茯苓五兩　麥門冬

（四兩去心）薯蕷（六兩）石斛（二兩去根剉）

右藥為末以水三斗先煮粟米七升為粥放盆内用藥一兩攪令勻少和冷水與渴牛飲之令足不足更飲之一日飲時患渴不飲清水平旦取牛乳服之生熟任意牛須三歳以上七歳以下純黄色者為上餘色為下其乳常令犢子飲之若犢子不飲者其乳動氣不堪服也慎蒜猪魚生冷陳臭其乳牛清潔養之洗刷飲飼須如法用心看之

食治老人頻遭重病虛羸不可平復宜服此枸杞煎方

生枸杞細剉一斗以水五斗煮取一斗五升澄清　白羊脊骨一具剉碎

右件藥以微火煎取五升去滓取入瓷合中每服一合與酒一小盞合煖每於食前温服

食治老人補五勞七傷虛損法煮羊頭方

白羊頭蹄一副頭蹄須用草火燒令黄色刮去灰塵　胡椒半兩　蓽茇半兩

乾薑半兩　葱白切半升　豉半斤

右件藥先以水煮頭蹄半熟内藥更煮令爛去骨空

腹適性食之日食一具滿七具即止禁生冷醋滑五辛陳臭猪雞等七日

治老人大虛羸困極宜服煎猪肪方

猪肪不中水者半斤

右入葱白一莖於銚内煎令葱黄即止候令暖如身體空腹頻服之令盡暖葢覆卧至日晡後乃白粥調糜過三日後宜服羊肝羮

羊肝羮方

羊肝一具去筋膜細切　羊脊膂肉二條細切　麴末半兩　枸杞根五斤剉以水一斗五升煮取四升去滓

右用枸杞汁煮煎羊肝等令爛入豉一小盞葱白七莖切以五味調和作羹空心食之後三日慎食如上法

食治老人補虛勞油麵餺飥方

生胡麻油一斤　浙粳米泔清一斤

右二味以微火煎盡泔清乃止出貯之取合鹽湯二

合將和麪作餺飥煮令熟入五味食之

食治眼目方

食治老人肝臟虛弱遠視無力補肝猪肝羹方

猪肝一具細切去筋膜 葱白一握去鬚切 雞子二枚

右以豉汁中煮作羹臨熟打破雞子投在內食之

又方

青羊肝一具細切水煮熟漉乾

右以鹽醬醋和食之立効

又方

葱子半升炒熟

右為末每服一匙以水二大盞煎取一盞去滓入米煮粥食之

食治老人青白翳明目除邪氣利大腸去寒熱馬齒實

拌葱豉粥方

馬齒實一升

右為末每服一匙煮葱豉粥和攪食之馬齒菜作羹

粥喫並明目極佳

食治老人肝臟風虛眼暗烏雞肝粥方

烏雞肝一具細切

右以豉和米作羹粥食之

食治老人目暗不明蒼耳粥方

右件擣蒼耳子爛用布絞濾以水二升取汁和米煮

粥食之或作散煎服亦佳

食治老人熱發眼赤澀痛梔子仁粥方

梔子仁一兩

右為末分為四服每服用米三合煮粥臨熟時下梔子末一分攪令匀食之

食治老人益精氣強志意聰耳目雞頭實粥方

雞頭實三合

右煮令熟去殼研如膏入粳米一合煮粥空腹食

治老人補中明目利小便蔓菁粥方

蔓菁子二合　粳米三合

右擣碎入水二大盞絞濾取汁著米煮粥空心食之

食老人益耳目聰明補中强志蓮實粥方

蓮實半兩去皮細切 糯米三合

右先以水煮蓮實令熟次入糯米作粥候熟入蓮實攪令匀熱食之

食治老人膈上風熱頭目赤痛目赤䀮䀮竹葉粥方

竹葉五十片洗净 石膏三兩 沙糖一兩 淅粳米三合

右以水三大盞煎石膏等二味取二盞去滓澄清用

煮粥熱入沙糖食之

食治耳聾耳鳴諸方

食治老人久患耳聾養腎臟强骨氣磁石猪腎羹方

磁石一斤研碎水淘去赤用綿裹　猪腎一對去脂膜細切

右以水五升煮磁石取二升去磁石投腎調和以蔥豉薑椒作羹空腹食之作粥及入酒並得磁石常留起依前法用之

食治老人腎氣虛損耳聾鹿腎粥方

鹿腎一對去脂膜切　粳米三合

右於豉汁中相和煑作粥入五味如法調和空腹食之作羮及作酒並得

食治老人五臟氣壅耳聾烏雞膏粥方

烏雞脂一兩　粳米三合

右相合煑粥入五味調和空腹食之烏雞脂和酒飲亦佳

食治老人耳聾不差鯉魚腦髓粥方

鯉魚腦髓二兩　粳米三合

右煮粥以五味調和空腹食之

食治老人腎臓氣憊耳聾猪腎粥方

猪腎一兩去膜細切　葱白二莖去鬚切　人參一分去蘆頭　防風一分去蘆

粳米二合　薤白去莖去鬚

右件藥末并米葱薤白著水下鍋中煮候粥臨熟撥開中心下腎莫攪動慢火更煮良久入五味空腹服之

食治五勞七傷諸方

食治老人五勞七傷下焦虛冷小便遺精宜食煖腰壯陽道餅子方

附子一兩炮製去皮臍　神麴三兩　乾薑一兩炮製剉　桂心一兩　五味子一兩　肉蓯蓉一兩半酒浸一宿剉去皺皮炙乾　兔絲子一兩酒浸三日暴乾為末　羊髓二兩　大棗二十枚煮去皮核　酥二兩　蜜四兩　白麪一斤　黃牛乳一斤半　漢椒半兩去目及閉口者微炒去汗

右為末入麪以酥蜜髓乳相和入棗瓤熟搜於盆中

盞覆勿令通風半日久即將出更搜令熟捍作糊餅大面上以筯挑之即入爐𤇼中上下以火燒令熟每日空腹食五枚一方入酵和更佳

食治老人五勞七傷益下元壯氣海服經月餘肌肉充盛老盛少年宜服食雌雞粥方

黄雌雞一隻去毛藏腹　肉蓯蓉酒浸一宿一兩刮去皺皮切　生薯蕷一兩切

阿魏少許煉過　粳米二合淘入

右以上先將雞爛煮擘骨取汁下米及雞肉蓯蓉等

都煮粥入五味空心食之

食治五勞七傷陽氣衰弱腰脚無力宜食羊腎蓯蓉羮方

羊腎一對去筋膜脂細切 肉蓯蓉一兩酒浸一宿刮去皺皮細切

右件藥和作羮著葱白鹽五味末等一如常法空腹服之

食治老人五勞七傷陽氣衰弱雖益氣力鹿腎粥方

鹿腎一對去脂膜細切 肉蓯蓉二兩酒浸一宿刮去皮切 粳米三合

右件藥先以水二盞煮米作粥欲熟下鹿腎蓯蓉葱

食治老人虛損羸瘦諸方

食治老人臟腑虛損羸瘦陽氣乏弱雀兒粥方

雀兒五隻治如食法細切 粟米一合 葱白三莖切

右先將雀兒炒肉次入酒一合煮少時入水二大盞半下米煮作粥欲熟下葱白五味等候熟空心服之

食治老人虛損羸瘦下焦久冷眼昏耳聾骨汁煮餅方

大羊尾骨一條以水五大盞煮取汁二大盞五分 葱白五莖去鬚切 麵三兩 陳

橘皮一兩湯浸去白穰焙　羊肉四兩細切　荆芥一握

右件藥都用骨汁煮五七沸去滓用汁少許後搜麪作索餅却於汁中與羊肉煮入五味空腹服之

食治老人虛損羸瘦助陽壯筋骨羊肉粥方

羊肉二斤　黄耆一兩生剉　人參一兩去蘆頭　白茯苓一兩　棗五枚

粳米三合

右件藥先將肉去脂皮取精膂肉留四兩細切餘一斤十二兩以水五大盞并黄耆等煎取汁三盞去滓

入米煮粥臨熟下切了生肉更煮入五味調和空心食之

食治老人虛損羸瘦令人肥白光澤雞子索餅方

白麵（四兩） 雞子（四箇） 白羊肉（四兩炒作臛）

右件以雞子清搜麵作索餅於豉汁中煮令熟入五味和臛空腹食之

食治老人腎氣損陰痿固痹風濕肢節中痛不可持物石英水煮粥方

白石英二十兩　磁石三十兩（搥碎）

右件藥以水二斗甆中浸於露地安置夜即揭葢令得星月氣每日取水作羮粥及煎茶湯喫皆用之用却一升即添一升如此經年諸風並差氣力强盛顏如童子

食治老人脾胃氣弱方

食治老人脾胃氣弱不多食四肢困乏無力黄瘦羊肉索餅方

白羊肉四兩　白麵六兩　生薑汁二合

右以薑汁溲麵肉切作臛頭下五味椒葱煮熟空心食之日一服如常作益佳

食治老人脾胃氣弱飲食不下虛劣羸瘦及氣力衰微行履不得鯽魚熟鱠方

鯽魚肉半斤細作鱠

右投豉汁中煮令熟下胡椒蒔蘿幷薑橘皮等末及五味空腹食常尤佳

食治老人脾胃氣弱飲食不多羸乏藿菜羮方

藿菜四兩切之　鯽魚肉五兩

右煑作羮下五味椒薑並調少麪空心食之常以三五日服極補益

食治老人脾胃氣弱不能飲食多困無力釀猪肚方

猪肚一箇肥者淨洗之　人參末半兩　橘皮末半兩　猪脾二枚細切

飯半碗　葱白半握

右緫肉猪肚中相和入椒醬五味訖縫口合蒸之令

爛熟空心漸食之能作三兩劑兼補勞

食治老人脾胃氣弱不多進食行步無力黃瘦氣微見食即欲吐雞子餺飥方

雞子三枚 白麪五兩 白羊肉五兩作臛頭

右件以雞子白搜麪如常法作之以五味煮熟空心食之日一服常服極補虛

食治老人脾胃氣弱食不消化羸瘦舉動無力多卧麪末索餅子方

麴末二兩擣為麵　白麵五兩　生薑汁三兩　白羊肉二兩臛頭

右以薑汁搜麵末和麵作之加羊肉臛頭及下醬椒五味煮熟空心食之日一服常服尤益

食治老人脾胃氣弱勞損不下食羊脊粥方

大羊脊骨一具肥者槌碎　青粱米四合淨淘

右以水五升煎取二升汁下米煮作粥空心食之可下五味常服其功難及甚効

食治老人脾胃氣弱乾嘔不能下食羊血方

羊血一斤鮮者麪醬作片　葱白一握　白麪四兩捍切

右煮血令熟漸食之三五服極有驗能補益臟腑

食治老人脾胃氣弱虛嘔吐不下食漸加羸瘦粟米粥

方

粟米四合淨淘　白麪四兩

右以粟米拌麪令勻煮作粥空心食之一日一服極

養腎氣和胃

食治老人飲食不下或嘔逆虛弱生薑湯方

生薑二兩去皮細切　漿水一斤

右和少鹽煎取七合空心常作開胃進食

食治老人脾胃虛弱惡心不欲飲食常嘔吐虎肉炙方

虎肉半斤切作臠　葱白半握細切

右件以椒醬五味調炙之空心食冷為佳不可熱食

損齒

食治老人脾胃氣弱不多食痿瘦黃雌雞餛飩方

黃雌雞肉五兩　白麪七兩　葱白二細切

右以切肉作餛飩下椒醬五味調和煮熟空心食之
日一服皆益臟腑悅澤顔色

食治老人瀉痢諸方

食治老人脾胃氣冷痢白膿涕腰脊疼痛瘦弱無力鯽
魚熟鱠

鯽魚肉九兩作鱠 豉汁七合 乾薑半兩 橘皮末半兩

右以椒醬五味調和豉汁沸即下鱠魚煮熟下二味
空心食之日一服其効尤益

食治老人腸胃冷氣痢下不止赤石脂餺飥方

赤石脂五兩碎篩如麪 白麪七兩

右以赤石脂末和麪搜作之煮熟下葱醬五味臛頭

空心食之三四服皆愈

食治老人脾胃氣冷腸敗痢黄雌雞炙方

黄雌雞一隻如常法

右以五味椒醬刷炙之令熟空心漸食之亦甚補益

臟腑

食治老人脾胃虛氣頻頻下痢瘦乏無力猪肝煎

獖猪肝一具細細切作片洗去血 好醋一斤

右以醋煎肝微火令汁盡乾即空心常服之亦明目

溫中除冷氣

食治老人脾胃虛弱冷痛泄痢無常不下食椒麪粥方

蜀椒一兩熬擣為末 白麪四兩

右以椒拌之令勻即煮空心食之日一服尤佳

食治老人冷熱不調下痢赤白腹痛不止甘草湯方

甘草一兩切熬 生薑一兩刮去皮切 烏豆一合

右以水一升煎取七合去滓空心服之不過三日服愈

食治老人赤白痢刺痛不多食痿瘦鯽魚粥方

鯽魚肉七兩 青粱米四斤 橘皮末一合

右相和煮作粥下五味椒醬葱調和空心食之二服亦治勞和臟腑

食治老人腸胃虛冷泄痢水穀不分薤白粥方

葱白一握細切　粳米四合　薤白三細切

右相和作羹下五味椒醬薑空心食常服取効

食治老人脾虚氣弱食不消化泄痢無定麪米粥方

神麪二兩炙擣羅為末　青粱米四合淨淘

右相和煮粥空心食之常三五服立愈

食治老人赤白痢日夜無度煩熱不止車前子飲

車前子五合綿裹用水二升煮取一升半汁　青粱米三合

右取煎汁煮作飲空心食之日三服最除熱毒

食治老人痢不止日漸黄瘦無力不多食黍米粥方

黍米四合淨淘　阿膠二兩炙為末

右煮粥臨熟下膠末調和空心食之一服尤効

食治老人下痢赤白及水穀不化腹痛馬齒菜方

馬齒菜一斤淨淘洗

右煮令熟及熱以五味或薑醋漸食之其功無比

食治老人煩渴熱諸方

食治老人煩渴口乾骨節煩熱枸杞飲方

枸杞根白皮一斤　小麥一升淨淘　粳米三合研

右以水一斗煮二味取七升汁下米作飲渴即漸服之

食治老人煩渴不止飲水不定轉渴舌捲乾焦大麥湯方

大麥二升　赤餳二合

右以水七升煎取五升去滓下餳調之渴即服愈

食治老人煩渴小便黃色無度黃雌雞羹方

黄雌雞一隻如常法　粳米二合淘淨　葱白一握

右切雞和煮作羹下五味少著鹽空心食之漸進當効

食治老人消渴熱中飲水不止小便無度煩熱猪肚方

猪肚一具肥者淨洗之　葱白一握　豉五合綿裹

右煮爛熟下五味調和空心切漸食之渴即飲汁亦治勞熱皆益

食治老人煩渴臟腑乾枯渴不止野雞臛方

野雞一隻如常法　葱白一握　粳米二合細研

右切作相和羮作臛下五味椒醬空心食之常作服佳妙

食治老人煩渴飲水不足日漸羸瘦困弱兎頭飲方

兎頭一枚淨洗之　豉心五合綿裹

右以水七升煮取五升汁渇即漸飲之最効

食治老人煩渇煩悶常熱身體枯燥黄瘦牛乳方

牛乳一升真者數熱

右空心分為二服極補益五臟令人强健光悅

食治老人消渴壯熱燥不安兼無力青粱米飲方

青粱米一升淨洗淘之研令細

右以水三升和煮之渴即漸飲服之極治熱燥並除

食治老人消渴熱中飲水無度常若不足青豆方

青豆二升淨淘

右煮令爛熟空心饑即食之渴即飲汁或作粥食之任性亦佳

食治老人消渴煩熱心神狂亂燥悶不安冬瓜羹方

冬瓜半斤去皮　豉心二合綿裹　葱白半握

右以和煮作羹下五味調和空心食之常作粥佳

食治老人消渴消中飲水不足五藏乾枯蘆根飲子

蘆根切一升水一斗煎取七升半　青粱米五合

右以煎煮飲空心食之漸進為度益効忌醎食炙肉熟麪等

食治老人消渴諸藥不差黄瘦力弱鹿頭方

鹿頭一枚炮去毛淨洗之

右煮令爛熟空心日以五味食之並服汁極効

食治老人水氣諸方

食治老人水氣病身體腫悶滿氣急不能食皮膚欲裂四肢常疼不可屈伸鯉魚臛方

鯉魚肉十兩 葱白一握 麻子一升熬細研

右以水濾麻子汁和煮作臛下五味椒薑調和空心時漸食之常服尤佳

食治老人水氣病四肢腫悶沉重喘息不安水牛肉方

水牛肉一斤鮮

右蒸令爛熟空心切以五味薑醋漸食之任性為佳

食治老人水氣浮腫身皮膚燥癢氣急不能下食心腹脹滿氣欲絶豬肉羹方

豬肉一斤細切 葱白半握切 粳米三合淘

右和煮作羹下五味椒薑空心常食之最驗

食治老人水氣腫滿身體疼痛不能食麻子粥方

冬麻子（一升研取汁）鯉魚肉（七兩切）
右取麻子汁下米四合和魚煮作粥以五味葱椒空
心食日一服頻作皆愈
食治老人水氣脹悶手足浮腫氣急煩滿赤豆方
赤小豆（三升淘淨）樟柳根（好者切一升）
右和豆煮爛熟空心常食豆渴即飲汁勿別雜食服
三二服立効
食治老人水氣面腫腹脹喘乏不安轉動不得手足不

仁身體重困或疼痛都李仁粥方

郁李仁（二兩研以水濾取汁）薏苡仁（五合淘）

右以煎汁作粥空心食之日二服常立效

食治老人水氣面目手足浮腫腹脹氣急桑白皮飲

桑白皮（四兩切）青粱米（四合研）

右以桑汁煮作飲空心漸食常服尤佳益

食治老人水氣疾心腹脹滿四肢煩疼無力白煮鯉魚

方

鯉魚一頭重二斤者如常法 橘皮二兩

右和煮令爛熟空心以二味少著鹽食之常服並飲少許汁將理爲驗

食治水氣脹滿手足俱腫心煩悶無力大豆方

大豆二合 白朮二兩 鯉魚一斤

右以水和煮令豆爛熟空心常食之魚豆飲其汁尤佳

食治老人水氣身體虛腫面目虛脹水牛皮方

水牛皮二斤刮去毛淨洗 橘皮一兩

右相和煮令爛熟切以生薑醋五味漸食之常作尤益

食之喘嗽諸方

食治老人上氣急喘息不得坐卧不安猪𦡊酒方

猪𦡊三具細切 青州棗三十枚

右以酒三升浸之若秋冬三五日春夏一二日密封頭以布絞去滓空心温任性漸服之極驗切忌鹹熱

食治老人上氣咳嗽胸中妨滿急喘桃仁粥方

桃仁三兩去皮尖研 青粱米二合淨淘

右調桃仁和米煮作粥空心食之日一服尤益

食治老人上氣咳嗽煩熱乾燥不能食餳煎方

寒食餳四兩 乾地黄生者汁一升 白蜜三合

右相和微火煎之令稠即空心每日含半匙細咽汁

食後亦復除熱最効

食治老人上喘咳嗽身體壯熱口乾渴燥猪脂方

猪肪脂一斤切作臠

右於沸湯中投煮之空心以五味漸食之其効不可
比補勞治百病
食治老人上喘咳嗽氣急面目浮腫坐卧不得蘇煎方
土蘇四兩 鹿髓三合 生地黄汁一升
右相和微火煎之如餳即止空心及食後常含半匙
細咽汁三兩日即差
食治老人氣急胸脅逆滿食飲不下棗煎方
青州棗三十枚大者去核 土蘇三合 餳二合

右相和微火温令消即下粟攪之相和以微火煎令蘇餳泣盡即止每食止即啜一二枚漸漸咽汁為佳忌鹹熱炙肉

食治老人咳嗽胸脇引病即多涎唾涕燠蘗方

黃蘗一枚顆剜作五十孔　蜀椒五十粒　麵二兩

右以蜀椒每孔內一顆軟麵軟裹放於糖灰火中候煨令熟去麵冷空心切食用三二服尤佳不當及熱食之益甚須羊肚肝羹治之

食治老人上氣咳嗽喘急煩熱不下食食即吐逆腹脹滿薑醋煎方

生薑汁（五合） 沙糖（四兩）

右相和微火温之一二十沸即止每度含半匙漸漸下汁

食治老人咳嗽虚弱口舌乾燥涕唾濃粘甘蔗粥方

甘蔗汁（一升半） 青梁米（四合淨淘）

右以蔗汁煮粥空心漸食之日一二服極潤心肺

食治老人上氣熱咳嗽引心腹痛滿悶桃仁煎方

桃仁二兩去皮尖熬末　赤餳四合

右相和微煎三五沸即止空心每度含少許漸漸咽汁尤益

食治老人咳嗽煩熱或唾血氣急不能食地黃飲方

生地黃半斤研如水取汁

右以地黃汁煎作膏空心漸食之日一服極効

食治脚氣諸方

食治老人腳氣煩熱流腫入膝滿悶猪肚生方

猪肚一具肥者細切作生

右以水洗布絞令乾好粽醋椒醬五味空心常食之亦治勞熱補益効

食治老人腳氣毒悶身體不任行履不能紫蘇粥方

紫蘇子五合熬研細以水投取汁　粳米四合淨淘

右煑作粥臨熟下蘇汁調之空心而食之日一服亦温中

食治老人脚氣逆悶嘔吐衝心不能下食猪腎生方

猪腎二隻去膜細切作生

右以蒜醋五味空心食之日一服佳極

食治老人脚氣衝逆身腫脚腫大小便秘澀不通氣息喘急食飲不下郁李仁飲方

郁李仁二兩細研以水濾取汁　薏苡仁四合淘研破

右以相和煮飲空心食之一二服極驗

食治老人脚氣逆心悶煩燥心神狂誤鯉魚臛方

鯉魚一斤取肉 蓴菜四兩 粳米三合研

右切以葱白一握相和煑臛下五味椒薑調和空心食之常服亦治水氣

食治老人脚氣煩悶或吐逆不下食瘅弱麻子粥方

麻子一斤熬研水濾取汁 粳米四合淨淘

右以麻子汁作粥空心食之日一服尤益亦治中冷氣

食治老人脚氣煩燥或逆心悶憒嘔吐水牛頭方

水牛頭一枚炮去毛洗之

右煮令爛熟切以薑醋五味空心漸漸食之皆効

食治老人脚氣毒衝心身面浮腫氣急熊肉腌方

熊肉二斤肥者切作塊

右切以五味作腌腊空心日炙食之亦可作羹粥任性食之極効

食治老人脚氣攻心煩悶胸腹脹滿烏雞羹方

烏雞一隻如常法　葱白一握細切　米二合研

右煑令熟空心切以五味作羹常食之為佳

食治老人脚氣腎虛氣損脚疼無力困乏生栗方

生栗一斤以蒸熟透風處懸令乾

右以每日空心常食十顆極治脚氣不測有功

食治老人脚氣煩痺緩弱不隨行履不能猪腎粥方

猪腎二隻去膜切細 粳米四合淘 葱白半握

右和煑作粥下五味椒薑空心食之日一服最驗

食治老人脚氣痺弱五緩六急煩燥不安豉心酒方

豉心三升九蒸九曝為佳 酒五升

右以酒浸一二日空心任意温服三盞極効

食治諸淋方

食治老人五淋小便澀痛常頻不利煩熱麻子粥方

麻子五合熬研水濾取汁 青粱米四合淘之

右以麻子汁煮作粥空心漸食之一日二服常益佳

食治老人淋病小便不通利秘澀少通榆皮索餅方

榆皮二兩切用水三升煮取一升半汁 白麪六兩

右搜麵作之於榆汁拌煮下五味葱椒空心食之常三五服極利水道

食治老人五淋病身體煩熱小便痛不利漿水飲

漿水三升酸美者 青粱米三合研

右煮作飲空心漸飲之日二三服亦宣利効

食治老人淋小便秘澀煩熱燥痛四肢寒慄葵菜羹方

葵菜四兩切 青粱米三合研 葱白一握

右煮作羹下五味椒醬空心食之極治小便不通

食治老人淋煩熱小便莖中痛澀少不快利青豆方

青豆二升　橘皮二兩　麻子汁一升

右煮豆臨熟即下麻子汁空心漸食之併服其汁皆驗

食治老人五淋久不止身體壯熱小便滿悶小麥湯方

小麥一升　通草二兩

右以水煮取三升去滓漸食之須臾當差

食治老人淋病小便長澀不利痛悶之極蘇蜜煎方

藕汁五合　白蜜五合　生地黄汁一升

右相和微火煎之令如餳空心含半匙漸漸下飲食了亦服忌熱食炙肉

食治老人五淋燥痛小便不通秘澀不通蘇粥方

土蘇二兩　青粱米四合淘淨　漿水二升

右煮作粥臨熟下蘇攪之空心食之日一服尤佳

食治老人淋病小便下血身體熱盛車前子飲

車前子五合綿裹水煮取汁　青粱米四合淘淨

右煮煎汁作飲空心食之常服亦明目去熱毒

食治老人五淋秘澀小便禁痛瘤悶不利蒲桃漿方

蒲桃汁一升 白蜜三合 藕汁一升

右相和微火溫三沸即止空心服五合食後服五合

常以服之殊效

食治噎塞諸方

食治老人胸膈妨塞食飲不下漸黄瘦行履無氣軟弱

羊肉索餅方

羊肉白者四兩切作臛頭 白麵六兩 橘皮末一分

右擣薑汁拌麵作之如常肉下五味葱椒橘皮末等炒熟煑空心食之日一服極肥健温臟腑

食治老人噎病心痛悶膈氣結飲食不下桂心粥方

桂心末一兩 粳米四合淘研

右以煑作粥半熟次下桂末調和空心日一服亦破冷氣殊効

食治老人噎病食不通胸膈滿悶黄雌雞餛飩方

黄雌雞四兩切作欋頭 白麪六兩 茯苓末二兩

右和茯苓末搜麪作頭汁中煮空心食之常作三五服極除冷氣噎

食治老人噎病食飲不下氣塞不通蜜漿方

白蜜一兩 熱湯一升

右湯令熱而下蜜調之分二服皆愈

食治老人噎病氣塞食不通吐逆蘇蜜煎方

土蘇二兩 白蜜五合 生薑汁五合

右相和微火煎之令沸空心服半匙細細下汁尤効

食治老人噎病胸滿塞悶飲食不下薑橘湯方

生薑二兩切 陳橘皮一兩

右以水二升煎取一升去滓空心漸服之常益

食治老人噎臓腑虚弱胸脇逆滿飲食不下椒麪粥方

蜀椒一兩研令碎 白麪五兩

右以苦酒浸椒一宿明旦取出以拌麪中令匀煮熟

空心食之日二服常驗

食治老人噎冷氣壅塞虛弱食不下蘇煎餅子

土蘇二兩 白麵六兩以生薑汁五合調之

右如常法作之空心常食潤臟腑和中

食治老人咽食入口即塞澀不下氣壅白米飲方

白米四合研 舂頭糠末一兩

右煮飲熟下糠米調之空心服食尤益

食治老人噎塞水食不通黃瘦羸弱餛飩方

雌雞肉五兩細切 白麵六兩 葱白半握

右如常法下五味椒薑向雞汁中煮熟空心食之日

一服極補益

食治冷氣諸方

食治老人冷氣心痛無時往往發動不能食桃仁粥方

桃仁二兩去皮尖研水淘淨　青粱米四合淘研

右以桃仁汁煮作粥空心食之常服除冷温中

食治老人冷氣心痛不止腹脇脹滿坐卧不得茱萸飲

方

茱萸末二分　青粱米二合研細

右以水二升煎茱萸末取一升便下米煮作飲空心食之一二服尤佳

食治老人冷氣心痛繳結氣悶桂心酒方

桂心末一兩　清酒六合

右温酒令熱即下桂心末調之頻服一二服効

食治老人冷氣心痛牽引背脊不能下食紫蘇粥方

紫蘇子三合熬細研　青粱米四合淘

右煮作粥臨熟下蘇子末調之空心服為佳

食治老人冷氣卒心痛悶澀氣不來手足冷鹽湯方

鹽末一合 沸湯一升

右以鹽末内湯中調頓令服盡須臾當吐吐即差

食治老人冷氣心痛嘔不多下食煩悶椒麪餺飥方

蜀椒一兩去目及閉口者焙乾為末節 白麪五兩 葱三莖切

右以椒末和麪搜作之水煮下五味調和食之常三五服極効尤佳

食治老人冷氣心痛薑橘皮湯方

生薑一兩切　陳橘皮一兩炙為末

右以水一升煎取七合去滓空心食之日三兩服尤益

食治老人冷氣心痛鬱結兩脇脹滿高良薑粥方

高良薑二兩切以水二升煎取汁一升半　青梁米四合研淘

右以薑汁煮粥空心食之日一服極益効

食治老人冷氣心痛發動時遇冷風即痛蓽茇粥方

蓽茇末二合 胡椒末一分 青粱米四合淘

右以米作粥熟下二味調之空心食常服尤効

食治老人冷氣逆心痛結舉動不得乾薑酒方

乾薑末半兩 清酒六合

右温酒熱即下椒末投酒中頓服之立愈

食治諸痔方

食治老人痔病下血不止肛門腫猯狸羮方

猯狸一兩如常法

右細切以麵及葱椒五味拌作片炙熟空心漸食之亦可作羮粥任性尤佳

食治老人痔下血久不差漸加黄瘦無力鯉魚鱠方

鯉魚肉十兩切作鱠如常法

右以蒜醋五味空心常食之日一服差忌鮓甜食

食治老人痔常下血身體壯熱不多食蒼耳粥方

蒼耳子五合熟拌水二升煎取汁一升半　粳米四合淘

右以煎前件作粥空心食之日常服亦可煎湯服之

極効破氣明目

食治老人痔病久不愈肛門腫痛鰻鱺魚臛方

鰻鱺魚肉一斤切 葱白半握作臛細切

右煮作臛下五味椒薑空心漸食之殺蟲尤佳

食治老人痔病下血不止日加羸瘦無力鴝鵒散方

鴝鵒五隻治洗令淨曝令乾

右擣為散空心以白粥飲服二方寸一日二服最驗

亦可炙食任性

食治老人五痔泄血不絶四肢衰弱不能下食杏仁飲方

杏仁二兩去皮尖細研以水浸之 粳米四合淘之

右以杏仁汁相和煮作飲空心食之日一服効

食治老人五痔久不愈生瘡疼痛野猪肉羹方

野猪肉一斤細切 葱白一握 豉米四合細研

右煮作羹五味調和椒薑空心漸食之常作極効

食治老人五痔下血常煩熱羸瘦桑耳粥方

桑耳二兩水三升煎取汁二升 粳米四合淘

右以桑耳汁煮作煮空心食之日一二服皆効

食治老人五痔泄血不止積日困劣無氣鴛鴦法炙方

鴛鴦一枚如常法

右以五味椒醬腌炙之令熟空心漸食之亦療久痿瘡絶驗

食治老人五痔血下不差肛門腫痛漸瘦鮎魚方

鮎魚肉一斤 葱半握

右以白煮令熟空心以蒜醋五味漸漸食之常作尤佳

食治諸風方

食治老人中風言語蹇澀精神昏憒手足不仁緩弱不遂方

葛粉五兩　荆芥一握　豉五合

右以搜葛粉如常作之煎二味取汁煮之下葱椒五味臛頭空心食之一二服將息為効忌猪肉蕎麵

食治老人中風口面喎偏大小便秘澀煩熱荊芥粥方

荊芥一把切 青粱米四合淘 薄荷葉半握切 豉五合綿裹

右以水煮取荊芥汁下米及諸味煮作粥入少鹽醋

空心食之常服佳

食治老人中風緩弱不仁四肢摇動無氣力炙熊肉方

熊肉一斤切 葱白半握切 醬椒等

右以五味腌之炙熟空心冷食之常服為佳亦可作

羮粥任性食之尤佳

食治老人中風汗出四肢頑痺言語不利麻子飲方

麻子五合熬細研 水淹取汁 粳米四合淨淘研之

右以麻子煑作飲空心漸食之頻作極補益

食治老人中風口目瞤動煩悶不安牛蒡餺飥方

牛蒡根切一升去皮曝乾杵為末 白米四合淨淘研之

右以牛蒡粉和麵作之向豉汁中煑加葱椒五味臛頭空心食之恒服極効

食治老人卒中風口禁身體及張不語大豆酒方

大豆（二升熬之）清酒（二升）

右熬豆令聲絶即下酒投之煮一二沸去滓頓服之覆卧汗差口禁拗灌之

食治老人中風頭旋目眩身體厥强筋骨疼痛手足煩熱心神不安烏驢頭方

烏驢頭（一具洗去毛淨治之）

右以煮令爛熟細切空心以薑醋五味食之漸進為佳極除風熱其汗如釅酒亦醫前患尤効

食治老人中風四肢不仁筋骨頑強蒼耳葉羮方

蒼耳葉（五兩切好嫩者）豉心（二兩別煎）

右和煮作羮下五味椒薑調和空心食之尤佳

食治老人中風熱毒心悶氣壅惛倒甘草豆方

甘草（一兩）烏豆（三合）生薑（半兩切）

右以水二升煎取一升去滓冷漸食服之極治熱毒

食治老人中風熱毒言語澀悶手足熱烏雞臛方

烏雞（半斤細切）麻子汁（五合）葱白（一把）

右煮作臛次下麻子汁五味椒薑令熟空心漸食之

補益

食治老人中風心神惛昧行即欲倒嘔吐白羊頭方

白羊頭一具治如常法

右以空心用薑醋漸食之為佳

食治老人中風邪毒臟腑壅塞手足緩弱蒜煎

大蒜一斤去皮細切 大豆黄炒二升

右以水一升和二味微火煎之以調即止空心每服

食噉三二匙亦補腎氣

食治老人久風濕痹筋攣骨痛潤皮毛益氣力補虛止毒除面皯宜服補腎地黃酒

生地黃一斤切 大豆二升熬之 生牛蒡根一升切

右以絹袋盛之以酒一斗浸之五六日任性空心溫服三二盞恒作之尤佳

食治老人風熱煩毒頑痹不仁五緩六急駞脂酒方

野駞脂五兩煉之為上

右空心温酒五合下半匙已上調脂令消頓服之日二服極効

食治老人風攣拘急偏枯不通利雁脂酒方

雁脂五兩消之令散

右每日空心温酒一盞下脂半合許調頓服之

食治老人風虛痺弱四肢無力腰膝疼痛巨勝酒方

巨勝酒二升熬 薏苡仁二升 乾地黄半斤切

右以絹袋貯無灰酒一斗浸之勿令洩氣滿五六日

任性空心溫服一二盞尤益

食治老人氣冷痺筋脉緩急蒼耳茶方

蒼耳子二升熬杵為末

右每日煎服之代茶常服極風熱明目

食治老人熱風下血明目益氣除邪治齒痛利臓腑順

氣槐茶方

槐葉嫩者五斤蒸令熟為片曝乾作茶擣羅為末

右每日煎如茶法服之恒益除風尤佳

簡妙老人備急方第十五

治一切傷損血出消腫毒秦王背指散

宣連 檳榔各等分

右為末傷樸乾貼消腫冷水調雞翎掃妙

治失音迴聲飲子

皂角一挺刮去皮并子 蘿蔔二個切作片

右以水二碗同煎至半碗以下服之不過三服便語

言却蘿蔔更妙

治鼻衂醍醐酒

右以蘿蔔自然汁半盞熱酒半盞相和令勻再用湯

溫過服之立驗

補下元烏髭鬚壯脚膝進食悅顔色治腰疼杜仲丸

杜仲一兩炙令黄為度　補骨脂一兩炒令香熟為末　胡桃仁一兩湯浸去皮細研

右件三味研令勻煉蜜為丸如梧桐子大空心溫酒

下三十丸

治一切眼洗眼藥

膽礬一兩煅令白(去火毒用) 滑石一兩(研) 秦皮半兩 膩粉二錢七

右每用一字湯泡候溫閉目洗兩眥頭以冷為度

補益療眼有黑花明目川椒丸

川椒一斤每用鹽一斤拌淹一宿三度(換鹽淹三夜取出曬乾去鹽用) 黑參半斤(剉)

右二味為末煉蜜為丸如梧桐子大每日鹽湯下三十丸食後臨卧服之

治腎臟虛冷肝膈浮熱上衝兩目生翳黑花風毒久不治者

青鹽一兩生研 蒼术一兩先用米泔水浸洗三日焙乾切 木賊草一兩小便浸三日焙乾

右為末空心熱水調下一錢如大段青白不見物者不過十服小可只三二服

治眼有冷淚木賊散

木賊一兩末 木耳一兩燒為黑灰

右件二味同研令勻每用二錢以青米泔煎熱放温調下食後臨卧各一服

治腸風瀉血當日止方

附子一兩炮去皮臍為末　綠礬四兩用瓶子盛之火煅食頃候冷取入鹽一合硫黄一兩同礬研依前入瓶子内燒食久候冷取出研細用之

右二味一處研令匀粟米粥為丸如桐子大空心用生地黄汁下三十丸當日止一月除根亦可久服助下元除風氣補益臟腑

治瀉痢乳香散和氣止臟毒瀉血腹内疠痛等

乳香少許　訶子皮一分　當歸半兩　木香半分

右細剉與乳香微炒候當歸乾為度杵為末每服二錢用陳米第三度泔六分一盞煎至五分空心午前服此方最妙患及百餘日者服之皆愈

芸香丸治風血留滯下成腸風痔疾

鹿角一兩燒令紅候冷研　芸薹子半兩微炒

右二味為末醋煮麵糊為丸如桐子大每服十丸飯飲下温酒下亦得空心食前服

白香散治一切惡瘡疼痛不可忍者

楓香一分紙襯於地上 膩粉一分 食頃令脆細研

右二味同細研令匀每有患者先用口内含漿水令暖吐出洗瘡令淨後以藥末乾敷之疼痛立止貼至差為度

治金瘡水毒及木簽刺癰疽熱毒等刻聖散方金瘡此藥最妙

糯米三升揀去粳米入甆盆内於端午日前四十九日以冷水浸之以一日兩度換水時輕以手淘轉碎去水勿令攪碎浸至端午日取出用乾生絹裹掛於通風處収之

右旋取少許炒令燋黑碾為末冷水調如膏藥大小褁定瘡口外以絹帛包定更不要動著候瘡愈若金瘡該犯生水瘡口作膿焮漸甚者急以藥膏褁定三日久腫處已消更不作膿直至瘡合若癰疽毒瘡初發纔覺焮腫赤熱急以膏藥貼之一宿便消候閉及咽喉腫痛吒腮並用藥貼項下及腫處若竹木簽刺入肉者臨卧貼之明日揭看其刺出在藥内若貼腫毒乾即換之常令濕為妙惟金瘡水毒不可換恐傷

瘡口

治手擘疼痛冷重無力虎骨散

虎骨為粗末炒黄二錢　羚羊角屑二兩　芍藥二兩

右一處酒浸一宿焙杵為末每服二錢食前暖酒調

下

治上焦風熱毒瘡腫

黄耆二兩　防風一兩半　甘草一兩炙

右為末如茶點服一服一錢

治風氣神白散

白芷二兩　甘草一兩

右剉成散子大慢火一處炒令深紫色勿令燋黑放地上出火毒杵為末每服一錢半水八分一盞薑二片棗二個同煎至六分通口服如傷寒時疾去棗薑却入葱白三寸豉五十粒依前服如人行五七里已來更服汗出為妙

治一切心腹刺痛應痛丸

乳香一兩　五靈脂一兩　沒藥一兩　川烏頭二兩去皮臍

右為末麵為丸如桐子大每服熱水下二十丸

治赤白痢方

黄連半兩　漢椒一兩

右同炒令黄色去火毒為末以多年水梅肉丸如菉豆大每服二十丸鹽湯下小兒加減用之

續添

一年老豐肥之人承暑冒熱腹内火燒遍身汗流心中

焦渴忽遇氷雪冷漿盡力而飲承涼而睡久而停滞

秋來不瘧則痢

一年老豊肥之人不可騎馬恐有墜落宜別置乘坐器

具穩當無失

一老人目暗耳聾腎水衰而心火盛也若峻補之則腎

水彌涸心火彌盛

一老人腎虛無力夜多小溲腎主足腎水虛而火不下

故足痿心火上乘肺而不入脬囊故夜多小溲若峻

補之則火益上行膞囊亦寒矣

一老人喘嗽火乘肺也若溫補之則宜峻補之則危

一老人臓腑結燥大便秘澀可頻服猪羊血或葵菜血

臓羮皆能踈利

一老人可常服杏湯杏仁板兒炒熟麻子芝麻作湯服

之亦能通利

右第一卷備杪陳令尹元編養老奉親書

壽親養老新書卷一

欽定四庫全書

壽親養老新書卷二

元　鄒鉉　續編

顔氏家訓曰夫所以讀書學問本欲開心明目利於行耳未知養親者欲其觀古人之先意承顔怡聲下氣不憚劬勞以致甘腝惕然慙懼起而行之也經史傳記述孝子順孫嘉言懿行聯篇累牘不勝其紀今畧舉數十條以激發夫人孝愛之心必有目之心之

而與起者

文公家禮曰凡子事父母婦事舅姑天欲明咸起盥漱櫛總具冠帶昧爽適父母舅姑之所省問父母舅姑起子供湯藥婦具晨羞供具畢乃退各從其事

按內則曰子事父母婦事舅姑雞初鳴適父母舅姑之所及所下氣怡聲問衣寒燠疾痛疴癢而敬抑搔之怡悅也苛瘡也抑按也搔摩也溫公曰丈夫唱喏婦人道萬福問侍者夜來安否何如侍者曰安乃退其或不安節則侍者以告此即禮之晨省也出入則或先或後而敬扶持

之先後隨時便也進盥少者奉槃長者奉水請沃盥盥卒授巾槃承盥水者巾以帨手問所欲而敬進之所欲如下文饘酏之類柔色以溫之溫藉也承尊者必和顏色也饘酏粥也稠者為饘稀者為酏酒醴厚者為酒薄者為醴芼羹魚肉為羹芼之以菜菽麥蕡稻黍粱秫菽大豆也蕡麻也稻黍粱秫皆米也唯所欲隨所愛棗栗飴蜜以甘之飴餳也四者味皆甘堇荁枌榆免薧滫瀡以滑之堇榆荁相類枌與榆相類四物新者曰免乾者曰薧滫溲也瀡滑也數者性皆滑脂膏以膏之脂膏亦類也角者曰脂無角者曰膏二者肥而澤父母舅姑必嘗之而後退尊長舉箸子婦乃各退就食溫公藥物乃關身之切

務人子當親自檢數調煮供進不可但委婢僕脫若有誤即其禍不測晨羞俗謂點心易曰在中饋詩曰惟酒食是議凡烹調飲膳婦人之職也近年婦女驕倨皆不肯入庖廚令縱不親執刀匕亦當檢校監視務令精潔劉氏曰問其意之所欲食者則敬順其心以進之和柔其色以温之芬芳其意以奉庶其親喜而不厭也孝子之事其親必養其志常使懽欣樂其子之能養

曲禮曰凡為人子之禮冬温而夏清昏定而晨省定安其牀衽也省問其安否如何温公曰父母舅姑將寢則安置而退丈夫唱喏婦人道安置此即禮之昏定也

老萊子少以孝行養親年七十父母俱存着五色斑斕

之衣為嬰兒戲於親側言不稱老為親取食上堂足跌而偃因卧地為嬰兒啼或弄鶵於親側欲親之喜身老壽而雙親具慶亘古今鮮儷者也

東漢黄香事父竭力致養暑則扇牀枕寒則以身温席

晉王延事親色養夏則扇枕席冬則以身温被隆冬盛寒體常無全衣而親極滋味二人孝行甚相類也

陳太丘詣荀湖陵貧儉無僕役乃使元方將車季方持杖從後長文尚少載着車中既至荀使叔慈應門慈

明行酒餘六龍下食文若亦小坐着膝前於時奏真人東行兩家父子會聚之樂至矣哉

陳寔字仲弓為太丘長荀淑舉方正補湖陵侯相紀字元方寔長子至德絕俗與寔高名並著而弟諶又配之每宰府辟召羔鴈成羣世號三君諶字季方淑有八子儉緄靖燾汪爽肅敷居西豪里縣令曰高陽氏有才子八人署其里為高陽里時人號曰八龍於時德星聚太史奏五百里賢人聚

朱文公聚星亭畫屏贊云猗歟陳子神嶽鍾英文淵懿範道廣心平顧言懷人曰我同志故朗陵君荀季和氏連峯對起麗澤潛滋愛而不見有贇其思薄言

造之顧無僕役獨呼二兒駕予以出青芻黃犢布幰
柴車策紀前衛杖譙後趨所造伊何高陽之里維時
荀君聞至而喜顧謂汝靖往應於門七龍蹻蹻布席
開尊靖肅而前翁拜具辱何悞斯晨得見清穆命奕
行觴旅饋次陳獻酬交錯禮度情親載笑載言罔非
德義益邁乃猷以輔斯世髫髦兩稚亦置膝前源深
本固莫出匪賢崇臺回極於以占天猶曰兹野德星
萃焉高山景行好德所同課忠責孝獨概余衷

有客詣陳太丘談鋒甚敏太丘乃令元方季方炊飯太丘問炊何遲留元方長跪曰君與客語乃具竊聽炊忘着箄今皆成糜太丘曰爾頗有所識否二子長跪俱說言無遺失太丘曰如此俱成糜自可何必飯邪

王長豫為人謹順事親盡色養之孝丞相見長豫輒喜敬豫輒嗔長豫與丞相語常以謹密為端觀其親之喜愠則其子之為人可知矣悦字長豫導長子恬字敬豫導次子丞相導也

王羲之牽諸子抱弱孫一味之甘割而分之以娛目前羲之生七子羲之又有之長凝之字子直第二子徽之字子猷最幼子獻之字子敬孫禎之徽之之子

後周李遷哲除真州刺史其本州也男女六十九人緣漢十餘里第宅相次姬勝之有子者分處其中遷哲鳴笳導從往來其間縱酒歡讌子孫參見或忘其年名披薄以審之漢陸賈五男常乘安車駟馬從歌鼓琴侍者十人約其子曰過汝汝給人馬酒食其往來

擊鮮之樂未得如遷哲之子孫衆多唐郭子儀諸孫數十人每羣孫問安不盡辨頷之而已此可以爲盛也子儀中書令二十四考壽八十五

唐河東節度使柳公綽在公卿間最名有家法中門東有小齋自非朝謁之日每平旦輙出至小齋諸子仲郢皆束帶晨省於中門之北公綽決私事接賔客與公權及羣從弟再會食自旦至暮不離小齋燭至則命一人子弟執經史躬讀一過訖乃講議居官治家

之法或論文或聽琴至人定鍾然後歸寢諸子復昏定於中門之北凡二十餘年未嘗一日變易公綽公權公諒兄弟三人公器公度其從兄弟也公綽一子四孫子仲郢孫璞珪璧玭公權字誠懸子仲憲孫曰柳玭字直清

公綽子仲郢事公權如事公綽見公權未嘗不束帶為京兆尹出遇公權於通衢必下馬端笏立候公權過乃上馬公權莫歸必束帶迎候於馬首公權屢以為言仲郢終不以官達有小改公綽妻韓氏相國休

之曾孫家法嚴肅儉約為縉紳家楷範常命粉苦參黄連熊膽和為丸賜諸子每永夜習學含之以資勤苦仲郢以禮律身居家無事常端坐拱手出內齋亦肅容束帶三為大鎮廐無良馬衣不薰香公退必讀書手不釋卷事事皆可法也

柳玭曰崔山南昆弟子孫之盛鄉族罕比山南曾祖王母長孫夫人年高無齒祖母唐夫人事姑孝每旦櫛縰笄拜於階下即升堂乳其姑長孫夫人不粒食數

年而康寧一日疾病長幼咸萃宣言無以報新婦有子有孫皆得如新婦孝敬則崔之門安得不昌乎崔山南昆弟唐世系博陵第二房崔顥八子世比荀氏八龍琯字從律為山南西道節度

張蒼口中無齒飲乳壽百餘歲鐵城有人年一百四十歲不復能食穀飲曾孫婦乳見南史梁須蕭卬傳

東漢姜詩事母至孝妻奉順尤篤母好飲江水水去舍六七里妻常泝流而汲姑嗜魚鱠又不能獨食夫婦常力作供鱠呼鄰母共之舍側忽有涌泉味如江水

每旦輙出雙鯉魚常以供二母之膳子婦同心竭力以致其養不易得也

節孝徐先生事母謹嚴非有大故未嘗去其側日具太夫人所嗜或不獲即奔走闤市若有所亡人或慕其純孝損直以售之親戚故人或致甘毳誠不至禮不恭弗受也所奉饌皆手自調味太夫人飲食時先生率家人在左右為兒嬉或謳歌以說之故太夫人雖在窮巷而奉養與富貴家等無須臾不快也

先生名積字仲車自兒童不為嬉戲寡言笑莊毅如成人事母太夫人篤孝朝夕冠帶問起居一日幞頭晨省外氏諸婦大笑之翌日復如是笑不已被笑旬日彌恪自是至老不廢童蒙訓云先生因具公裳見貴官忽自思云見貴官尚必用公裳豈有朝夕見母而不具公裳者乎遂晨夕具公裳揖其母先生應舉貢禮部不忍一日去其親遂徒步載母西入京師中進士第同牓第一人許安世率

同年數十人拜太夫人於堂上仍以百千為太夫人壽數往返先生終拒之先生年過壯未娶或勉之答曰娶非人必為母病予非敢忘嗣固有待也初從安定胡先生學潛心力行不復仕進其學悉以至誠為本積思六經而喜為文詞老而不衰政和六年謚節孝處士

任元受事母盡孝母老多疾病未嘗離左右元受自言老母有疾其得疾之由或以飲食或以燥濕或以語

話稍多或以憂喜稍過盡言皆朝暮候之無毫髮不盡五臟六腑中事皆洞見曲折不待切脉而後知故用藥必效雖名醫不逮也張魏公作都督欲辟之入幙元受力辭曰盡言方養親使得一神丹可以長年必持以遺母不以獻公也况能舍母而與公軍事邪魏公太息而許之

程明道先生曰事親者不可以不知醫

陵放翁曰先公守南都時有直秘閣張山者開封人判

留司御史臺事年八十餘矣視聽步履飲食悉如少
壯或問何術至此曰吾無他術但頃嘗遇異人授一
藥服之數十年未嘗一日輟耳其法用香附子薑黄
甘草三物同末之沸湯點晨起空心服三四錢名降
氣湯以為人所以多疾病者多由氣不降故下虚而
上實此藥能導之使歸下爾鄉人有效之者或返致
虛弱蓋香附子薑黄瀉氣太甚而然不知山何以獨
能取効如此意其别有它術特託此藥以罔人及渡

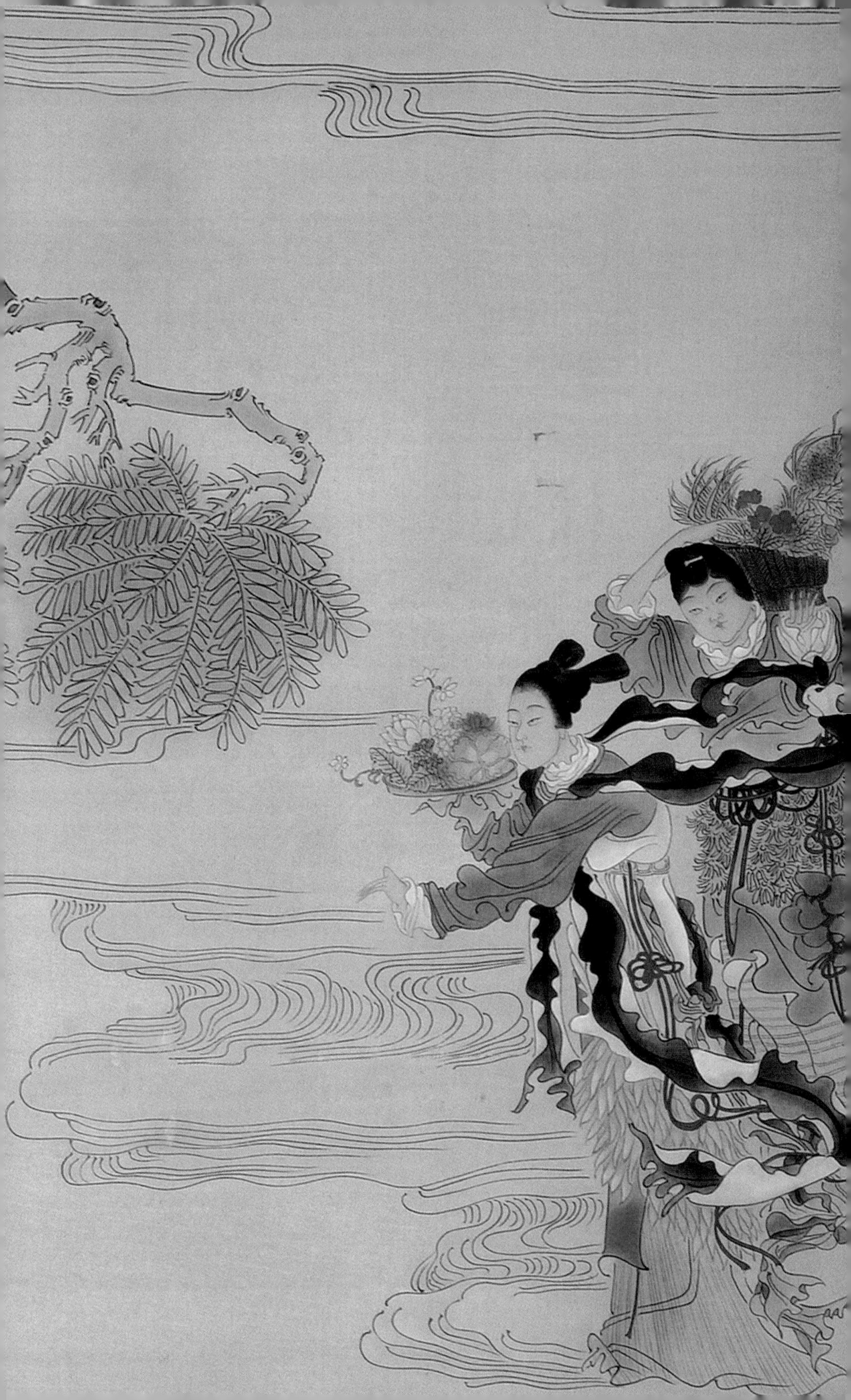

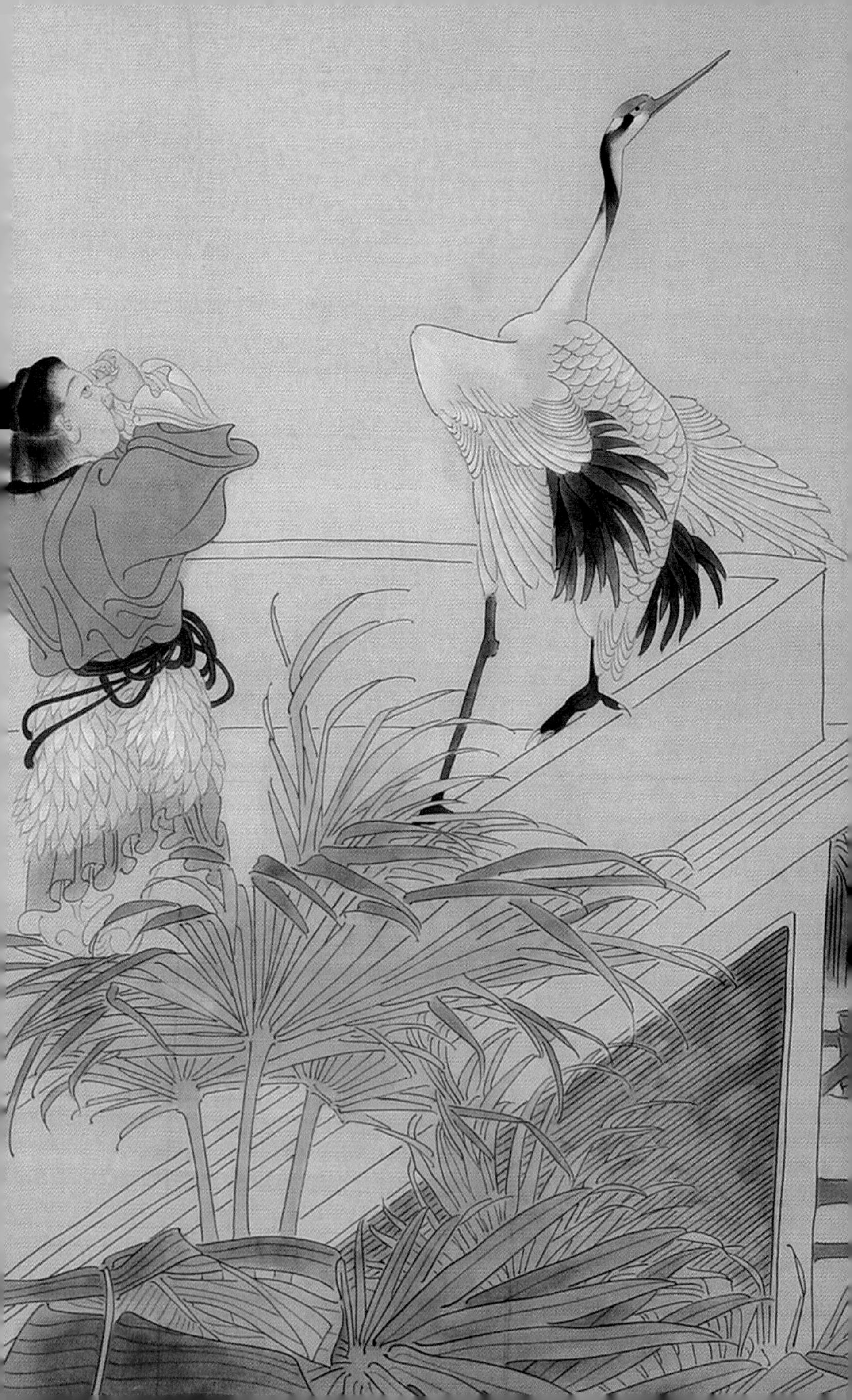

江見一武官王昇者亦七十餘矣康強無病問何所服藥則與山正同而後知人之於藥各有所宜不可强也

祖光禄少孤貧性至孝常自為母炊爨作食王平北聞其佳名以兩婢餉之因取為中郎祖訥字士信能清言温嶠薦為光禄大夫王乂字叔元為平北將軍

吳隱之事母孝謹與太常韓康伯鄰居康伯母賢明婦人也謂康伯曰汝若居銓衡當與如此輩人及康伯

為吏部隱之遂階清級古人以孝行取人賢明之婦亦知此義

吕侍講希哲言孝子事親須事事躬親不可委之使令也嘗說穀梁言天子親耕以供粢盛王后親蠶以供祭服國非無良農工女也以為人之所盡事其祖禰不若以已所自親者也此說最盡事親之道又說為人子者聽於無聲視於無形未嘗頃刻離親也事親如天頃刻離親則有時而違天天不可得而違也

吕侍講字原明申國正獻公公著之長子正獻公居家簡重寡言不以事物經心而申國夫人性嚴有法度雖甚愛公然教公事事循蹈規矩甫十歲祁寒暑雨侍立終日不命之坐不敢坐也日必冠帶以見長者平居雖甚熱在父母長者之側不得去巾襪縛袴衣服唯謹行步出入無得入茶肆酒肆市井里巷之語鄭衛之音未嘗一經於耳不正之書非禮之色未嘗一接於目內則正獻公與申

國夫人教訓之嚴外則焦先生千之字伯强化導之篤故公德器成就大異衆人公甞言人生内無賢父兄外無嚴師友而能有成者少矣

司馬温公曰凡諸卑幼事無大小毋得專行必咨稟於家長又曰凡子受父母之命必籍記而佩之時省而速行之事畢則返命焉或所命有所不可行者則和色柔聲具是非利害而白之待父母之許然後改之若不許苟於事無大害者亦當曲從若以父母之命

為非而直行己志雖所執皆是猶為不順之子况未必是乎

吳顧愷每得父書常掃灑几案舒書於上拜跪讀之每句應諾閲畢再拜得父之書猶拜跪而讀受父之命其敬佩而行當何如耶

包孝肅拯字希仁始及第以親老侍養不仕宦且十年人稱其孝

范忠宣純仁字堯夫再調官皆不赴文正公遣之公曰

純仁豈可重於禄食而輕去父母邪雖近亦不能朝夕在側遂終養焉

二公以事親為重以仕進為輕可法也

王逢原思歸賦云吾父八十母髮亦素尚爾為吏覔焉遐路嗷嗷晨烏其子反哺我豈不如鬱其誰素惟秋之氣慘慄感人日興愁思側睇江濵憶為童子當此凜辰百果始就迭進其珍時則有紫菱長腰紅芡圓實牛心綠蔕之柹獨包黃膚之栗青芋連區烏椑五

出鴨脚受彩乎微核木瓜鏤丹而成質青乳之梨赬壺之橘蜂蛹淹醝槙櫨漬蜜膳羞則有鵁鶄野鴈澤鳧鳴鶉清江之膏蠏寒水之鮮鱗昌以紫薑襍以菱首觴浮萸菊俎薦菁韭坐溪山之松篁掃門前之桐梛僮僕不譁圖書左右或静默以終日或歡言以對友信吾親之所樂安閭里其滋久切切余懷欲辭印綬固非效淵明之褊心恥折腰於五斗

潘岳閑居賦云太夫人在堂覽止足之分庶浮雲之志

築室種木逍遥自得池沼足以漁釣舂稅足以代耕灌園鬻蔬供朝夕之膳牧羊酤酪俟伏臘之資凜秋暑退熙春寒往微雨新晴六合清朗太夫人御板輿升輕軒遠覽王畿近周家園席長筵列子孫柳垂陰車結軌或宴於林或禊於汜昆弟斑白兒童稚齒稱萬壽以獻觴或一懽而一喜壽觴舉慈顏和浮杯樂飲絲竹駢羅頓足起舞抗音高歌人生安樂孰知其他

王潘二賦仕宦而志於事親者良可諷味

黄山谷手書云王谹稚川元豐初調官京師寓家鼎州親年九十餘矣尚閱貴人家歌舞醉歸書其旅邸壁間云鴈外舞書為客久蛩邊有夢到家多畫堂玉佩縈雲響不及桃源欸乃歌余訪稚川於邸中而和之詩曰五更歸夢常苦短一寸客愁無奈多慈母每占烏鵲喜家人應賦扊扅歌身如病鶴翅翎短心似亂絲頭緒多此曲朱門歌不得湖南湖北竹枝歌王稚

川既得官都下有所聆忘歸余戲作林夫人欵乃歌二章與之竹枝歌本出三巴其流在湖湘耳欵乃歌南歌也詩曰花上盈人不歸棗下纂纂實已垂臘雪在時聽馬嘶長安城中花片飛從師學道魚千里蓋世成功黍一炊日月倚門人不見看盡林烏返哺兒四詩之作可謂盡朋友責善之義山谷至孝奉母安康君至為親滌虎子未嘗頃刻不供子職故錫類之意力勸稚川以歸侍云

明道伊川二先生之母夫人侯氏事舅姑以孝謹稱與太中公珦相待如賓客公賴其內助禮敬尤至而夫人謙順自牧雖小事未嘗專必稟而後行

伊川曰先夫人侯氏七八歲誦古詩曰女子不夜出夜出秉明燭自是日暮則不復出房閣既長好文而不為辭章見世之婦女以文章筆札傳於人者則深以為非

楊誠齋夫人羅氏年七十餘每寒月黎明即起詣廚躬

作粥一瓮徧享奴婢然後使之服役其子東山先生啟曰天寒何自苦如此夫人曰奴婢亦人子也清晨寒冷須使其腹中畧有火氣乃堪服役耳東山曰夫人老且賤事何倒行而逆施乎夫人曰我自樂此不知寒也汝為此言必不能如吾矣東山守吳興夫人於郡圃種紵躬緝績以為衣時年八十餘矣東山月俸分以奉母夫人忽小疾既愈出所積劵曰此長物也今宜悉以謝醫則吾無事矣平居首飾止於銀衣

止於紬絹生四子三女悉自乳曰饑人之子以哺吾子是誠何心哉其家釆椽土階如田舍翁三世無增飾史良叔守廬陵官滿來訪入其門升其堂目之所見無非可敬可仰可師可法者所得多矣因命畫工圖之而去誠齋東山清介絶俗固皆得之天資而婦道母儀所助者亦多矣左傳文伯之母老而猶績文伯曰以歜之家而主猶績乎母曰王后親織玄紞公侯之夫人加以紘綖卿之内子為大帶命婦成祭服

列士之妻加之以朝服自庶士以下皆衣其夫社而賦事烝而獻功男女效績愆則有辟古之制也羅鶴林大經云觀誠齋夫人乃知古今未嘗無列女未嘗無賢母

籍溪胡氏宗綠記序云吾家自上世以來事親從兄多以孝悌聞曽祖十四公有二兄雖已異居每事必先咨長兄次咨仲兄二兄許取而後取二兄許行而後行曽祖妣余太君感微疾十年不離牀席飲食起居

梳沐盥漱便圊皆須人抱負扶掖子孫婦女左右奉
事惟懼不如其意祖妣章太君妣余氏叔祖妣吴令
人更互直侍衣不解帶目不交睫朝夕匪懈余太君
常慰勞之曰吾無以報汝等天當以祐汝等吴令人
果應福慶是生文定公登巍科歷顯任其立朝正色
直言無所假借所以納忠君父之意雖死不忘憲昔
侍文定居漳濵十五年見其躬事二親可謂盡之矣
奮曰白屋二親安樂享禄養者二十年皆坐受官邑

之封比人間所稀有令人慈母也通詩書達義理愉顔柔色以事之不足以為難中大公嚴毅豪勇不可少犯文定所以事之者未始狥其意每每以正道開說中大公久而益親信之有晚生兒女三人初以為慮文定視之如一嫁幼妹與已女裝遣奩具無少異中大臨終以二荆授文定曰二弟若不才為汝之羞可嚴教之文定泣對曰誓不忍撻之其後循循然誘以學術廸以道義立之婚宦咨克有成立至使一家柔

烝雖婦女兒童咸知恭順之道實由文定躬行之化所及也孔子曰人之行莫大於孝有子曰孝悌也者其為仁之本歟後代子孫當務勉行孝悌以無忝所生庶幾門風益振家聲不墜豈不善哉胡文定公安國字康侯仕至給事中二弟長安止仕至郡倅次安老仕至知州三子長致堂寅字明仲仲五峯宏字仁仲季寧籍溪憲字原仲仕至秘書省正字西國大壯字季履五文第三子

元魏楊播家世純厚並敦義讓昆季相事有如父子椿津恭讓兄弟旦則聚於廳堂終日相對未曾入內有

一美味不集不食廳堂間往往幃幔隔障為寢息之所時就休偃還共談笑椿年老曽他處醉歸津扶持還至假寢閤前承候安否椿津年過六十並登台鼎而津常旦暮參問子姪羅列階下椿不命坐津不敢坐椿每近出或日斜不至津不先飯椿還然後共食食則津親授匙筯味皆先嘗椿命食然後食津為肆州椿在京宅每有四時嘉味輙因使次附之若或未寄不先入口一家之内男女百口緦服同爨庭無間

言

楊播字延慶事元魏孝文帝為平東將軍椿字延壽位至司徒津字羅漢為司空椿津俱事明太后

椿嘗戒子孫云吾兄弟在家必同盤而食若有近行不至必待其還亦有過中不食忍饑相待吾兄弟八人今存者三不忍别食也聞汝兄弟時有别齋獨食者又不如吾一世也又云仕魏以來高祖而下七郡守三十二刺史内外顯任少比

司馬温公與其兄伯康友愛尤篤伯康年將八十公奉之如嚴父保之如嬰兒每食少頃則問曰得無饑乎

天少冷則拊其背曰衣得無薄乎

范忠宣知襄城縣承事伯兄照管湯藥飲食居處衣服必躬必親如孝子之事嚴父事親從兄仁義之實愛敬之理與生俱生仁之至義之盡也

温公耆英真率會約

序齒不序官

為具務簡素

朝夕食各不過五味

菜果脯醢之類各不過三十器
酒巡無筭深淺自斟主人不勸客亦不辭
逐巡無下酒時作菜羹不禁
召客共用一簡客注可否於字下不別作簡或因事
分簡者聽會日早赴不待促
違約者每事罰一巨觥
公自序其詩云作真率會伯康與君從七十八歲
安之七十七歲正叔七十四歲不疑七十三歲叔

達七十歲光六十五歲合五百一十歲口號成詩

用安之前韻伯康温公之凡若從席汝言安之王尚恭正叔楚建中不疑王謹言

七人五百有餘歲同醉花前今古稀走馬鬭雞非我事紵衣絲髮且相輝

經春無事連翩醉彼此往來能幾家切莫辭斟十分酒儘從他笑滿頭花

南陽劉驎之為桓沖長史沖嘗至驎之家驎之方條桑謂沖使君既枉駕宜先詣家君沖詣其父父命乃還

拂短褐與沖言父使驎之自持濁酒葅菜供賓沖勑人代之父辭曰若使官人則非野人意也

德星之聚慈明行酒六龍下食宋胡侍講瑗治家甚嚴閨門整肅尤謹内外之分諸子常侍立左右賓至則供億茶湯待客不用使令而以子弟禮度嫺雅杜子美詩亦有問荅未及已兒女羅酒漿之句

横渠先生曰若親之故舊所喜當極力招致賓客之奉

當極力營辦務以悅親不可計家之有無然又須使之不知其勉強勞苦苟使見其為而不易則亦不安矣

唐張士嚴父病藥須鯉魚冬月氷合有獺銜魚至前得以供父父遂愈宋查道字湛然歙州人母病思鱖魚羮方冬苦寒道泣祝於河鑿氷脫巾以取之得鱖尺許以饋母疾尋愈孝感之事無世無之孟宗得筍之事尤奇陳遺之鐺底飯蔡順之異器椹尤於患難中

得力真西山參改性篤孝為母吳夫人祈福詞云天下之樂莫如以祿之及親人子之情尤欲其親之難老母疾愈醮謝詞云莫親平母實為命以相依蓋高者天惟盡誠而可動願損臣身之筭以延母氏之齡鑪薰之燼未銷囊藥之功已應孝行之簡在帝心若此為人子者可不敬諸

應璩古樂府云昔有行道人陌上見三叟年各百餘歲相與鋤禾莠住車問三叟何以得此壽上叟前置辭

量腹節所受中叟前置辭室内嫗麤醜下叟前置辭暮臥不覆首要哉三叟言所以能長久晦翁語録或云俗語夜飯減一口活得九十九先生曰此出古樂府三叟詩

唐柳公度年八十有強力人問其術對曰吾平生未嘗以脾胃熟生物煖冷物不以元氣佐喜怒耳此下十數條述老人所以觀頤自養者

富鄭公年八十書座右云守口如瓶防意如城

張廷老名珙年七十餘步趨拜起健甚自言夙興必拜數十老人氣血多滯拜則支體屈伸氣血流暢可終身無手足之疾

唐仲俊年八十五六極康寧自言少時因讀千字文有所悟謂心動神疲四字也平生遇事未嘗動心故老而不衰

太醫孫君昉字景初自號四休居士山谷問其說四休笑曰麤茶淡飯飽即休補破遮寒暖即休三平二滿

過即休不貪不妬老即休山谷曰此安樂法也夫少欲者不代之家也知足者極樂之國也四休家有三畞園花木鬱鬱客來煮茗談上都貴游人間可喜事或茗寒酒冷賓主皆忘其居與余相望暇則步草徑相尋故作小詩遺家僮歌之以侑酒茗詩曰太醫診得人間病安樂延年萬事休又曰無求不着看人面有酒可以留人嬉欲知四休安樂法聽取山谷老人詩

山谷四印云我提養生之四印君家所有更贈君百戰百勝不如一忍萬言萬當不如一默無可簡擇眼界平不藏秋毫心地直我肱三折得此醫自覺兩踵生光輝團蒲日静鳥吟時鑪薫一炷試觀之四休四印老少富貧普同受用

東坡云舊説南陽有菊水水甘而芳居民三十餘家飲其水皆壽或至百二三十歲蜀青城山老人村有見五世孫者道極嶮遠生不識鹽醯而溪中多枸杞根

如龍虵飲其水故壽

道人中往往多有耆壽者陸放翁云青城山上官道人此人也巢居食松麨年九十矣人有謁之者但粲然一笑有所請問則託言病瞶一語不肯荅予嘗見之於丈人觀道院忽自語養生曰為國家致太平與長生不死皆非常人所能且當守國使不亂以待奇才之出衛生使不夭以須異人之至不亂不夭皆不待異術惟謹而已予大喜從而叩之則已復言瞶矣

放翁又云老葉道人龍舒人不食五味年八十七八平生未嘗有疾居會稽舜山天將寒必增屋瓦補墻壁使極完固下帷設簾多儲薪炭杜門終日及春乃出對客莊敬不肯多語予每訪之殊無它語一日默然意欲叩其所得纔入門即引入卧内燒香具道其遇師本末若先知者亦異矣夫

盱江有日峯丘道人號河南子年九十餘皓髮朱顔冬夏一單衣雨雪不張蓋叔祖西巖寺丞招之來泰寧

留十餘載攜一道籃繫一小牌子上書詩四句云老邁因性慢無病為心寬紅杏難禁雨青松耐歲寒常跣足賣卜於市得錢則散與小兒兒爭拾之黃玉牕與二三友扣問功名皆笑而不言獨指玉牕云子壽高嘗問養生之術但指小牌子上詩四句睨焉今歷五十餘年信知其言之有味也

太乙真人七禁文其六曰美飲食養胃氣彭鶴林耜云夫脾為臟胃為腑脾胃二氣互相表裏胃為水穀之

海主受水穀脾為中央磨而消之化為血氣以滋養一身灌溉五臟故修生之士不可以不美其飲食所謂美者非水陸畢備異品珍羞之謂也要在乎生冷勿食麤硬勿食勿強食勿強飲先饑而食食不過飽先渴而飲飲不過多以至孔氏所謂食饐而餲魚餒而肉敗不食等語凡此數端皆損胃氣非惟致疾亦乃傷生欲希長年此宜深戒而亦養老奉親與觀頤自養者之所當知也

黃山谷云爛蒸同州羔灌以杏酪食之以匕不以筯南都撥心麪作槐芽溫淘糝以襄邑抹猪炊共城香稻薦以蒸子鵝吳興庖人斫松江鱸鱠繼以廬山康王谷水烹曾坑鬬品少焉解衣仰卧使人誦東坡赤壁前後賦亦足以一笑也此雖山谷之寓言然想像具食味之美安得聚之以奉老人之旨甘

東坡老饕賦云庖丁鼓刀易牙烹熬水欲新而釜欲潔火惡陳而薪惡勞九蒸暴而日燥百上下而湯鏖嘗

項上之一臠嚼霜前之雨螯爛櫻珠之煎蜜滴杏酪
之蒸羔蛤半熟以含酒蟹微生而帶糟蓋聚物之夭
美以養吾之老饕姚彼姬姜顔如李桃彈湘妃之玉
瑟鼓帝子之雲璈命仙人之萼緑華舞古曲之鬱輪
袍引南海之玻瓈酌涼州之蒲萄願先生之耆壽分
餘瀝於兩髦候紅潮於玉頰驚暖響於檀槽忽纍珠
之妙曲抽獨繭之長繅閲手倦而少休疑吻燥而當
膏倒一缸之雪乳列百柁之瓊艘各眼灔於秋水咸

骨碎於舂醪美人告去已而雲散先生方兀然而禪逃響松風於盤眼浮雪花於兎毫先生一笑而起渺海濶而天高

茗溪漁隱曰東坡於飲食作詩賦以寫之往往皆臻其妙如老饕賦豆粥詩是也豆粥詩云江頭千頃雪色蘆茅簷出沒晨煙孤地碓舂秔光似玉沙瓶煮豆軟如酥我老此身無着處賣書來問東家住卧聽雞鳴粥熟時蓬頭曳屨君家去又寒具詩云纖手搓來玉

數尋碧油煎出嫩黄深夜來春睡無輕重壓褊佳人
經臂金寒具乃撚頭也出劉禹錫佳話過子忽出新
意以山芋作玉糝羹色香味皆奇絶天酥陀則不可
知人間決無此味也詩云香似龍涎仍釅白味如牛
乳更全清莫將北海金虀鱠輕比東坡玉糝羹誠齋
菜羹詩亦云雲子香抄玉色鮮菜羹新煮翠茸纖人間
膾炙無此味天上酥陀恐爾甜
宋太宗命蘇易簡講文中子有楊素遺子食經羹藜含

糗之説上因問食品何物最珍對曰物無定味適口者珍臣止知虀汁為美臣憶一夕寒甚擁爐痛飲夜半吻燥中庭月明殘雪中覆一虀盂連咀數根臣此時自謂上界仙厨鸞脯鳳胎殆恐不及屢欲作氷壺先生傳紀其事因循未果也上笑而然之

唐劉晏五鼓入朝時寒中路見賣蒸胡處熱氣騰輝使人買以袍袖包裙褐底啗謂同列曰美不可言此亦物無定味適口者珍之意也

倪正父思云魯直作食時五觀其言深切可謂知慙愧者矣余嘗入一佛寺見僧持戒者每食先淡喫三口第一以知飯之正味人食多以五味雜之未有知正味者若淡食則本自甘美初不假外味也第二思衣食之從來第三思農夫之艱苦此則五觀中已備其義每食用此爲法極爲簡易且先喫三口白飯已過半矣後所食者雖無羮蔬亦自可了處貧之道也又云造物勞我以生逸我以老少年不勤是不知勞也

年老奔馳是不知逸也天命我逸而我自勞可乎又曰吾鄉有前輩三人其一施大任叅政享年九十有四其一李季叔叅政享年八十有一其一沈持要詹事今年已八十有二耳目聰明步履輕捷夜書細事三賢雖老皆以絶欲早故效驗彰彰如此然則欲求長年者可不以為法乎

倪正父經鉏堂雜誌述五事云靜坐第一觀書第二看山水花木第三與良朋講論第四教子弟第五述齋

齋十樂云讀義理書學法帖字澄心靜坐益友清談小酌半醺澆花種竹聽琴翫鶴焚香煎茶登城觀山寓意奕棋雖有他樂吾不易矣

劉後村云外舅林寶章瑑晚歲奉祠舊廬畧繕葺小圃粗種藝𦈭中佳時幅巾短褐野眺露坐悠然忘歸二子公遇公選朝夕侍公跬步不離家庭講肄偶有會意公輙喜曰天下至樂不出閨門之内公遇兄弟安隱約習苦淡耆年一燈熒然語必達旦至言妙義不

緣師授亦非言語文字可傳公遇號寒齋二子同字子真合字子常守寒齋孝友之規子常事兄如父家政聽焉子真亦極友愛連牀之語至曙一膳之珍必剖制行同孝謹臨財同廉讓讀書同義趣作文同機鍵奕世傳一心百年如一日父子兄弟自為師友世未有如林氏家庭講肄之樂者也

鶴林羅大經云余家深山中每春夏之交蒼蘚盈堦落花滿徑門無剝啄松影參差禽聲上下午睡初足旋

汲山泉拾松枝煮苦啜之隨意讀周易國風左氏傳離騷太史公書及陶杜詩韓蘇文數篇從容步山徑撫松竹與麛犢共偃息於長林豐草間坐弄流泉漱齒濯足既歸竹窻下山妻稚子作筍蕨供麥飯欣然一飽弄琴窻閒隨大小作數十字展所藏法帖墨蹟畫卷縱觀之興到則吟小詩或草玉露一兩段再烹苦茗一盃出步溪邊邂逅園翁溪友問桑麻說秔稻量晴校雨探節數時相與劇談一餉歸而倚杖柴

門之下則夕陽在山紫綠萬狀變幻頃刻恍可人目牛背笛聲兩兩來歸而月印前溪矣唐子西詩云山靜似太古日長如小年玩味此句最妙然識其妙者蓋少彼韋黄臂蒼馳獵於聲利之場者但見袞袞馬頭塵忽忽駒隙影耳人能真知此妙則東坡所謂無事此靜坐一日是兩日若活七十年便是百四十所得不已多乎易曰觀頤觀其自養也康節詩云老年軀體素温存安樂窩中别有春盡道山翁拙於用也能

康濟自家身此自養之旨也善自養如鶴林斯可以
佚老矣
邵康節先生年老逢春吟云年老逢春雨乍晴雨晴况復
近清明天低宫殿初長日風暖園林未轉鶯花似
錦時高閣望草如茵處小車行東君見賜何多也又
復人間久太平凡八首首尾吟云堯夫非是愛吟詩詩
是堯夫喜老時明着衣冠為士子高談仁義作男兒
敢於世上明開眼肯向人前浪皺眉六十七年無事

客堯夫非是愛吟詩下十一首惜芳菲吟云綠楊陰裏尋芳徧紅杏香中帶醉歸末聯云芳樽有酒慈親樂猶得堦前戲綵衣凡四首擊壤集一編老人怡神悅目時可吟玩無名公傳自叙尤詳性喜飲酒命之曰太和湯所飲不多不喜過醉其詩曰飲未微酡口先吟哦吟哦不足遂及浩歌所寢之室謂之安樂窩冬燠夏凉遇有睡思則就枕其詩曰墻高於肩室大如斗布被暖餘藜羹飽後氣吐胷中充塞宇宙聞人言人之

善就而和之又從而喜之其詩曰樂見善人樂聞善
事樂道善言樂行善意聞人之善如佩蘭蕙晚有二
子教之以仁義授之以六經家素業儒口未嘗不道
儒言身未嘗不道儒行其詩曰羲軒之書未嘗去手
堯舜之說未嘗離口當中和天同樂易友吟自在詩
飲歡喜酒百年升平不為不偶七十康强不為不壽
老境從容善於自養孰有如康節翁者乎
呂東萊伯恭横山吴氏佚老庵記云横山吴君珉治别

室之西偏榜以佚老休工歸役斤釜收聲輯杖立於前聞竊語於階者曰綦隴繩畦坻粟京稼籌算掛壁萬貸四臻此吾主人翁所以佚其老也少進至於門聞行語於塗者曰豐林邃宇樽爼靖嘉鷗鷺不驚風月相荅此吾豪長者所以佚其老也又進至於郊閭聚語於塾者曰培嗣以學既楙既敷秩壼以禮既序既飭此吾鄉丈人所以佚其老也他日吳君為予道之予曰夫三者之言何如吳君曰階得吾粕塗得吾

漓塾得吾醇出浸遠吾室吾室義其究於此乎予曰
未既也畏嶠登輿身閑心慓厭市築墉目静耳喧君
雖善自佚踰闌以往肩頳腹枵者踵相接歲或不升
尩瘠困憊呻吟交於大逵專一室之佚樂乎哉君里
中望也盍勸族黨倡勞振乏已責紓逋同其美於是
鄉則盡横山表裏皆吾佚老庵也其視尺椽半席廣
狹何若君謝曰厚矣子之拓吾境也顧童奴陷其説
於壁間以勸此記為勉耆英力行好事歛歲濟賑實

積陰功必有紫府真人延之於上坐者

辛稼軒詞壽趙茂中郎中時以置兼濟倉里中賑濟除

直秘閣沁園春云

甲子相高亥首曾疑絳縣老人看長身玉立鶴般

風度方頤鬚磔虎樣精神文爛卿雲詩凌鮑謝筆

勢駸駸更右軍渾餘事羨仙都夢覺金闕名存門

前父老忻忻換奎閣新褒詔語温記他年帷幄須

依日月只今劍履快上星辰人道陰功天教多壽

看到貂蟬七葉孫君家裏是幾枝丹桂幾樹靈春
又呈茂中前章記廣濟倉事滿江紅云我對君侯長
怪見兩眉陰德更長夢玉皇金闕姓名仙籍舊歲
炊煙渾欲斷被公扶起千人活筭胷中除却五車
書都無物溪左右山南北花遠近雲朝夕看風流
杖屨蒼髯如戟種柳已成陶令宅散花更滿維摩
室勸人間且住五千年如金石
趙龍圖自詠念奴嬌云

吾今老矣好歸來了取青山活計甲子一周餘半紀諳盡人間物理婚嫁隨緣田園粗給知足生慚愧心田安逸自然綽有餘地還是初度來臨葛巾野服不減貂蟬貴門外風波煙浪惡我已收心無累弟勸兄酬兒歌女舞樂得醺醺醉酒堂一笑大家百二歲

辛稼軒壽人七十感皇恩云

七十古來稀人人都道不是陰功怎生到松姿雖

瘦偏耐雲寒霜冷看君霜鬢底青青好樓雪初晴

庭闈嬉笑一醉何妨玉壺倒從今康健不用靈丹

仙草更有一百歲人難老

又為嬸母王氏慶七十感皇恩云

七十古來稀未為稀有須是榮華更長久滿牀靴

笏羅列兒孫新婦精神渾似箇西王母遥想畫堂

兩行紅袖妙舞清歌擁前後大男小女逐箇出來

為壽一箇一百歲一杯酒

最高樓詩洪内翰七十云

金閨老眉壽正如川七十且華筵樂天詩句香山裏杜陵酒債由江邊問何如歌窈窕舞嬋娟更十歲太公方出將又十歲武公方入相留盛事看明年直須腰下添金印莫教頭上欠貂蟬向人間長富貴地行仙

鵲橋仙為人慶八十席間戲作云

朱顔暈酒方瞳點漆閑傍松邊荷杖不須更展畫

圖看自是箇壽星模樣今朝盛事不杯深勸更把
新詞齊唱人間八十最風流長貼在兒兒額上

又為岳母慶八十云
八旬慶會人間盛事齊勸一杯春釀臙脂小字點
眉間猶記得舊時宫樣綵衣更着功名富貴直過
太公以上大家着意記新詞遇着箇十年便唱
品令族姑慶八十來索俳語
更休說便是箇住世觀音菩薩甚令年容貌八十

歲見底道才十八莫獻壽星香燭莫祝靈龜椿鶴

只消得把筆輕輕去十字上添一撇

張于湖孝祥帥潭州日壽黃倅永存母淑人木蘭花

云慈闈生日見說今年年九十戲綵盈門大底孩兒

七個孫人間盛事只這一般難得似願我雙親都似

君家太淑人

曾祖叅政文靖公壽伯母太夫人上官氏木蘭花詞云

吾家二老前有髙平生癸夘若到令辰詎止榮華九

十齡共惟伯母九十新年還又五五五相承好看重
逢乙巳春　上官氏朋溪寧國府判夢得樸庵編修
戶部提刑應博之母　高平郡夫人江氏文靖公之
祖母皆年過九十吾家二壽母也
又有鷓鴣天二闋云
九十五家兩壽星今夫人賽昔夫人百年轉眼新開
袠十月循環小有春十月二十一日生　生日到轉精神目光
如鏡步如雲年年長侍華堂晏子子孫孫孫又孫

壽母開年九十三佳辰就養大江南緹屏晃耀新寧
國繡斧斕班老樸庵傾玉斝擘黃栢兩孫垂綬碧於
藍便當判頌崆峒頂留與千年作美談
文靖公在朝日壽母昌國葉夫人詞云
帝里風光别是天花如錦繡柳如煙還逢令節春三
二又慶慈闈歲八千斟壽斝列長筵子孫何以詠高
年各裒千首西湖什一度生朝獻一篇
任靜江經略安撫日元夕奉親出郊詞云

綵結輕車五馬隨傾城爭出看花枝笙歌十里巖前去燈火千門月下歸蓮炬引老萊衣蛾眉無數捲簾窺誰知萬里逢燈夕却勝尋常三五時

壽母詞云

滿二望三時中春三十日生春景方明媚又見蟠桃結子來王母初筵啟無數桂林山不盡灕江水總入今朝祝壽杯永保千千歲

樸庵編修戶部知平江府日壽母上官太夫人感皇恩

云覔得箇州兒稍供緌戲多謝天公為排備一輪明
月醖作清醼滋味傾入壽杯裏何妨醉我有禄書呈
母年萬計八十三那裏暨便和兒等恰一百四十地
這九千餘歲長隨侍
鷓鴣天云天遣豐年祝母齡人人安業即安親探支
十日新陽福來獻千秋古佛身兒捧盞婦傾瓶更欣
筵上有嘉賓紫駞出釜饌臺餽玉節升堂兩使星
家居日鷓鴣天壽詞云諸佛林中女壽星千祥百福産

心田喜歸王母初生地滿勸麻姑不老泉吾夢佛半千員一年一佛護庭萱數過九十從頭數四百餘零一十年序云十月二十一日吾母太淑人生日也今年九十仰荷乾坤垂佑賜以福壽康寧願益加景覆令其耳目聰明手足便順五臟六腑和氣流通常獲平安之慶子孫賢順寸禄足以供甘旨也黄玉牕祖母張氏壽八十有三乃翁怡軒居士賦詞有八十加三迎九十還似嬰童之句其居與樸庵對門樸庵聞

之喜曰吾仁鄰亦有壽母如此耶怡軒慶母年開九
袠詩云又見梅粧碧玉枝弟兄相聚着萊衣西方佛
慶明朝誕南極星騰壽日輝百歲阿孃開九袠兩房
孫子戲重闈年年得侍高堂醉坐對天花散漫飛
劉隨如鎮壽趙路分八十感皇恩云八十最風流那誰
不喜況是精神可人意太公當日未必榮華如此兒
孫列兩行萊衣戲好景良辰滿堂和氣唱箇新詞管
教美願同彭祖尚有八百来歲十分才一分那裏暨

此詞亦用郍裊𡻕三字
葢本於康伯可之詞

程滄州壽後溪劉侍郎云朱顔白髮烱雙瞳一念平生造物通內閣圖書直學士西園几杖老仙翁木公金母人間現桂子桐孫壽籍同遥想綵衣圍四世後溪無日不春風姚狀元賦呂氏宜老堂云此堂清不着珠璣只要雙親佚老宜春酒儘堪眉壽介斑衣長以乳時嬉婦垂鶴髮陪姑緯翁撚銀髯課子詩飽飲菊花潭上水雞窠猶自拜孫枝二詩貴華富艷人間至

樂孰加焉李守為承旨奉使南海至瓊道逢一翁白稱楊遐舉年八十一其叔父皆年一百二十餘又見其祖宋卿年九十五次見雞窠中有小兒出頭下視宋卿曰此九代祖也不語不食不知其幾歲矣

唐九老圖白樂天詩序云胡杲年八十九吉旼年八十八劉真年八十七鄭據年八十五盧直年八十三張渾年七十七居易年七十七於東都履道坊合尚齒之會七老相顧既醉且歡靜而思之此會希有因各賦七言韻詩一章以記之樂天詩云

七人五百八十四拖紫紆朱垂白髪囊裹無金莫嗟嘆樽中有酒且歡娱吟成六韻神還旺飲到三盃氣尚麤嵬峩狂歌教婢拍婆娑醉舞遣孫扶天年高邁二踈傳人數多於四皓圖除卻三山五天竺人間此會且應無

或傳諸好事者有二老年貌絶倫同歸故鄉亦來斯會洛中遺老李元爽年一百三十六禪僧如滿歸洛年九十五皆年之尤高者也續命書姓名年齒寫其

形貌附於圖右樂天贈之詩云

雪作鬚眉雲作衣遼東華表暮雙歸當時一鶴尤

希有况今逢兩令威

宋洛陽耆英會文潞公年七十七留守西都富韓公年

七十九致政在里第二公緌亮三朝為國元老與席

司封汝言等於韓公之第置酒相樂賓主十有二人

圖於妙覺僧舍司馬温公年未七十亦與馬潞公命

公序其事諸公有詩温公詩云

洛下衣冠愛惜春相從小飲任天直隨家所有自
可樂為具更微誰笑貧不待珍羞方下箸只將佳
景便娛賓庱公此興知非淺藜藿終難作主人
潞公請老致仕後再起平章軍國重事制書云吕望
惟賢起佐文王之治周公已老留為孺子之師繼而
請老復以太師致仕年九十一壽獨高於諸公云

壽親養老新書卷二

欽定四庫全書

壽親養老新書卷三

元　鄒鉉　續編

太上玉軸六字氣訣黄庭山人鄒應博述

道藏有玉軸經言五臟六腑之氣因五味薰灼不和又六欲七情積久生疾内傷臟腑外攻九竅以至百骸受病輕則瘧癖甚則盲廢又重則喪亡故太上憫之以六字氣訣治五臟六腑之病其法以呼而自瀉出臟腑之

毒氣以吸而自採天地之清氣以補之當日小驗旬日大驗年後萬病不生延年益筭衛生之寶非人勿傳呼有六曰呵呼呬嘘嘻吹也吸則一而已呼有六者以呵字治心氣以呼字治脾氣以呬字治肺氣以嘘字治肝氣以嘻字治膽氣以吹字治腎氣此六字氣訣分主五臟六腑也凡天地之氣自子至巳為六陽時自午至亥為六陰時和陽時則對東方勿盡閉牕户然忌風入乃解帶正坐扣齒三十六以定神先攪口中濁津漱鍊二

三百下候口中成清水即低頭向左而嚥之以意送下候汩汩至腹間即低頭開口先念呵字以吐心中毒氣念時耳不得聞呵字聲聞即氣麄及損心氣也念畢仰頭閉口以鼻徐徐吸天地之清氣以補心氣吸時耳亦不得聞吸聲聞即氣麄亦損心氣也但呵時令短吸時令長即吐少納多也吸訖即又低頭念呵字耳亦不得聞呵字聲呵訖又仰頭以鼻徐徐吸清氣以補心亦不可聞吸聲如此吸者六次即心之毒氣漸散又以天地

之清氣補之心之元氣亦漸復矣再又依此式念呼字耳亦不可聞呼聲又吸以補脾耳亦不可聞吸聲如此者六所以散脾毒而補脾元也次又念呬字以瀉肺毒吸而補肺元亦須六次次念噓字以瀉肝毒以吸而補肝元嘻以瀉膽毒吸以補膽元吹以瀉腎毒吸以補腎元如此者並各六次是謂小周小周者六六三十六也三十六而氣徧臟腑之毒氣漸消病根漸除祖氣漸完矣次看是何臟腑受病如眼病即又念噓嘻二字各十

八徧仍每次以吸補之總之為三十六訖是為中周中周者第二次三十六通為七十二也次又再依前呵呼呬嘘嘻吹六字法各為六次並須呼以瀉之吸以補之愈當精虔不可怠廢此第三次三十六也是為太周即總之為一百單八次是謂百八訣也午時屬陰時有病即對南方為之南方屬火所以却陰毒也然又不若子已前面東之為陽時也如早起床上面東將六字各為六次是謂小周亦可治眼病也凡眼中諸證惟此訣能

去之他病亦然神乎神乎此太上之慈旨也略見玉軸真經而詳則得之師授也如病重者每字作五十次凡三百而六腑周矣乃漱鍊嚥液扣齒訖復為之又三百次訖復漱鍊嚥液扣齒如初如此者三即通為九百次無病不愈祕之祕之非人勿傳

四時攝養論中有云春肝氣盛者調噓氣以利之夏心氣盛者調呵氣以疎之秋肺氣盛者調呬氣以洩之冬腎氣盛者調吹氣以平之但言調此四氣而書

中未詳及四氣之訣今舉曾叔祖樸庵炎詹集中玉軸六氣全文以明之黄玉總云愛山袁倅得樸庵親傳每日子午夘酉四時行持六字密室中竹簾布帷隔風為上亦嘗得愛山親授口訣云

食後將息法

平旦點心訖即自以熱手摩腹出門庭行五六十步消息之中食後還以熱手摩腹行一二百步緩緩行勿令氣急行訖還牀偃臥顆蘇煎棗啜半升以下人參茯苓

甘草等飲覺似少熱即以麥門冬竹葉茅根等飲量性將理食飽不宜急行及走不宜大語遠喚人嗔喜卧睡覺食散後隨其所業不宜勞心力腹空即須索食不宜忍饑生硬黏滑等物多致霍亂秋冬間暖裹腹中微似不安即服厚朴生薑等飲如此將息必無横疾

養性

鷄鳴時起就卧牀中導引訖櫛漱即巾正坐量時候寒温喫點心飯若粥若服藥先飯食服藥喫酒消息訖入

靜室燒香誦經洗雪心源息其煩慮良久事了即出徐徐步庭院散氣地濕即勿行但屋下東西步令氣散家事付與兒子不宜關心平居不得嗔叫用力飲酒至醉並為大害四時氣候和暢之日量其時節寒温出門行三二里及三百二百步為佳量力行但勿令氣發喘而已親故相訪問同行出遊百步或坐量力談笑纔得懽通不可過度耳人性非合道者焉能無悶須畜數百卷書易老莊等第一勤洗浣以香霑之身數沐浴令潔淨

則神安道勝也左右供使之人得清淨子弟小心少過謙謹者自然事閑無物相惱令人氣和心平凡人不能絕嗔若用無理之人易生嗔怒好人導性

二篇之旨養衛得理皆沈存中懷山錄所述存中名括

安車

輪不欲高高則搖車身長六尺可以臥也其廣合轍輞以索繫合之索如條大可也車上設四柱蓋密簾竹織絹糊黑漆少加棱棱重又蔽眼害於觀眺箱高尺四寸

設茵薦之外可以隱肘為法車後為門前設扶板加於箱上在前可憑在後可倚臨時移徙以鐵距子簪于兩箱之上板可闊尺餘令可容書策及肴樽之類箱下以板彌之臥則障風近後為窣戶以備反臥觀山也車後施油幰幰兩頭施軸如畫幀軸大如指有兩則展之傳於前柱欲障日障風則半展或偏展一邊臨時以鐵距子簪於車蓋梁及箱下無用則卷之立於車後車前為納陛令可垂足而坐要臥則以板梁之令平琴書酒榼

扇帽之類挂車柱及葢間車後皆可也

漢呂申公以安車蒲輪閔子騫江草皆嘗爲親御車

邵康節詩云喜醉豈無千日酒惜花還有四時花小

車行處人觀看滿洛城中都是家又云大甕子中消

白日小車兒上看青天司馬温公崇德待康節不至

有詩云淡日濃雲合復開碧嵩清洛遠縈迴林端高

閣望已久花外小車猶未來康節和章亦有萬花深

處小車來之句老人遊觀雅宜小車之適存中懷山

録以安車為首云

遊山具

遊山客不可多多則應接人事勞頓有妨静賞僕衆所至擾人今為三人具諸應用物共為兩肩三人荷之操几杖持蓋雜使更三人足矣肩輿者未預客有所携則相照裁損無浪重複惟輕簡為便器皿皆木漆輕而遠盜惟酒盃或可用銀錢一二千使人腰之操几杖者可兼也

行具二肩

甲肩

左衣篋一

衣 被 枕 盥漱具 手巾 足巾 藥 湯

梳

右食匱一

竹為之二鬲并底蓋為四食盤子三每盤果子

榛十楪酒榼一可容數勝以備沽酒匏一盃三

漆筒合子貯脯脩乾果嘉蔬各數品餅餌少許以備飲食不時應猝惟三食盤相重惟一鬲其餘分任之暑月果脩皆不須携

乙肩 竹鬲二下為櫃上為虛鬲

左鬲上層書箱一

紙 筆 墨 硯 剪刀 韻略 雜書册櫃

中食椀楪各六匕箸各四生果數物削果刀子

右鬲上層琴一 竹匣貯之

摺疊棊局一櫃中棊子茶二三品臈茶即碾熟者盞托各三瓢乙等

附帶雜物　小斧子　刀子　劚藥鋤子　蠟燭　拄杖　泥靴　雨傘　涼笠　食銚虎子急須子　油筒

老人心閑無事每喜出遊康節詩所謂待天春暖秋涼日是我東遊西泛時也懷山録述遊山之具適用之宜倪尚書思經鉏堂雜誌記霅川城内外遊賞去

處凡四十二所謂每月一遊則日日可度每歲一遊則可閱三十年日日遊太頻勞費可厭歲一遊太踈今酌其宜每月往一處遊一月之中又擇良辰美景具山殽野蔌或邀一兩賔無賔攜子弟同行庶踈數得中亦康節所謂遍洛陽城皆可遊也

居山約

余營兼山本以藏拙已就粗安可以忘歸諸兒之意眷戀挽留又難遽絶今與汝曹約每月二十日在山十日

在家獨甚暑甚寒兩月則全在家恐山中不便也山中不可獨須子弟一人侍置歷輪流四子每人一旬周而復始其當旬者飲饍之類專一掌之其餘在家有效時新各隨其意多少不拘無亦不責其或有商議事合要來此不必當旬自宜前禀自六月為始各於旬下書名如當旬有私幹兄弟那容倪尚書之子祖仁祖義祖禮祖智祖信祖常祖常有最良之譽

老人之性有喜山居者沈存中云山林深遠固是佳

境獨往則多阻數人則喧雜必在人野相近心遠地偏背山臨流氣候高爽土地良沃泉石清美如此得十畝平坦處便可葺居左右映帶岡阜形勝最為上地地勢好則居者安也締造規模從人意匠中門外作池可半畝餘種芙荷菱芡遶池岸種甘菊既可採又可觀賞

欹床

如今之倚床但兩向施欄齊高合曲尺上平僧家亦有偏禪倚亦

有夾檔然高低不等難為夾倚若背倚左檔則右檔可几臂倚右檔則左可几臂左右几互倚令人不倦仍可左右蟠足或枕檔角欹眠無不便適其度座方二尺足高一尺八寸檔高一尺五寸從地至檔共高三尺三寸木製藤繃或竹為之尺寸隨人所便

增損

飽食緩行初睡覺一甌新茗侍兒煎脫巾斜倚繩床坐風送水聲來耳邊裴晉公詩也

醉床

為床長七尺廣三尺高一尺八寸自半以上別為子面歛大床中間子面廣二尺五寸長三尺皆木製韋綜之韋綜欲澁欲眠人身不退韋下虛二寸床底以板彌之勿令通風子面歛下與大床平一頭施轉軸當大床中間子面底設一拐撐分為五刻子面首掛一枕若欲危坐即撐起令子面直上便可靠背以枕承腦欲稍偃則退一刻盡五刻即與大床平矣凡飲酒不宜便臥當倚床而坐稍倦則稍偃之困即放平而臥使一童移撐高下如意不須歇

以盡四體之適大床兩緣有二尺餘前闕穿孔

為直几闕其下為笥欲倚手則欹闕穿孔中闕一

床便於佚老制度皆佳

觀雪菴

菴長九尺濶八尺高六尺以輕木為格紙糊之三面如

枕屏風上以一格覆之面前施夾幔中間可容小坐床

四具不妨設火及飲具隨處移行背風展之迴地即就

雪中卓之比之氊帳輕而門濶不礙瞻眺施之別用皆

可不獨觀雪也
此菴即東坡之擇勝亭也東坡守汝陰作亭以帷幕為之世所未有銘略云乃作新亭筳楹欒梁鑿枘交設合散靡常赤油仰承青幄四張我所欲往十夫可將與水升降除地布牀又云豈獨臨水無適不臧春朝花郊秋夕月場無脛而趍無翼而翔敝又改為其費易償榜曰擇勝名實允當觀此銘則其製度可備見也子由亦云子瞻以幄為亭欲往即設不常其處

名曰擇勝作四言一章轍愛其丈故繼之略云我兄和仲塞剛立柔視身如傳苟完不求山磐水嬉習氣未瘳豈以吾好而俾民憂頹尾甚清頹曲孔幽風有翠幄雨有赤油匪舟匪車亦可相攸養老奉親者為之良可以供遊觀之適云

蒲花褥

九月掇蒲略蒸不爾則生蟲暴令燥投布囊中將取花如柳絮者欲為坐褥或卧褥以帛為方囊滿十蒲花杖

鞕令匀厚五六寸許其上復以褥表囊之虚軟温煗他物無比春間不御則褫去褥表去囊複笐爍處略暴之歳歳如此南方海閩中有木綿亦不及蒲花之柔暖

湯鎗

温酒為鐵銅鎗深三寸平底可貯二寸湯以酒盃排湯中酒温即取飲冬時擁爐静話免使僮僕紛紛殊益幽致

羊羔酒

米一石如常法浸漿肥羊肉七斤麴十四兩諸麴皆可
將羊肉切作四方塊爛者杏仁一斤同煮留汁七斗許
拌米飯麴更用木香一兩同醖不得犯水十日熟味極
甘滑此宣和化成殿方

雪花酒

羊精膂肉一斤去筋膜温水浸洗批作薄片用極好酒
一升煮令肉爛細切研成膏别用羊筒髓三兩腎窠脂
一兩於銀鍋内鎔作油去滓却入先研肉膏内并研令

匀又入龍腦少許拌和傾入甆甌内候冷每月時取出
切作薄片入酒杯中以温酒浸飲之龍腦候極温方入
如無腦入木香少許亦佳二味各入少許尤佳
二酒宜為旨甘之奉

荼蘼酒

好酒一斗用木香一塊以酒一盃於砂盆内約磨下半
錢許用細絹濾入瓶密封包臨飲取荼蘼百英浮沉酒
面人不能辦查花和露紅小蓓取十個去枝葉用生紗

袋盛掛於瓶口近酒面一十許密封瓶口三兩日可飲
或以湯柑皮旋滴汁數點於酒琖內亦佳
此酒色香味三絕宜奉老人清興酴醾本酒名也世所開花元以其顏色似之故取其名唐書百官志良醖署令供酴醾酒令人或取花以為枕囊故黃山谷詩云名字因壺酒風流付枕幃

香炭

以精石炭屑之生葵葉雜搗為餅錢大暴乾焚香雖致

汵濕地火亦不滅石炭相郡煤子最佳餘處者性急動之則火滅不得已清泉者次之長泉者又為下

一法杉炭末五两胡粉黄丹各一两合擣為細末着糯米膠和匀作餅子候乾火内燒通紅以紙灰埋香爐中其香經夕不滅不消

降真香

虛堂清夜宴坐焚之降真香一斤沉香四两龍腦一分蜜和之

茅香時燒少許亦佳本草云可入印香中合香附子末用

四品奇香

雪梅香　丁香一分沉檀半脛炭篩研半兩來捻取些兒爐口爇人人道是雪中梅

江梅香　人人盡道是江梅半兩丁香一分菌更用藿零俱半兩麝香少許是良媒

百花香　一兩甘松二兩芎麝香少許蜜和同圓如彈

子安爐上恰是百花凝曉風

長春香 二兩箋香三兩檀麝香膃子一錢寬華當靜

處爐烟起清韻長春賽蕙蘭

御愛四和香

沉香 檀香 降真 箋香 茅香 海螵硝各一兩

麝香二錢 獐腦一錢半 龍骨半兩 蜜

右諸香剉碎蜜和勻後用龍骨麝腦碾細和入新瓦

瓶內封閉勿令氣出經三日方傾限限三日過遇四

更時分當天取露氣天明便收陰乾如此三次研為末用窰瓷子黄蠟調作餅子用磁器收遇燒時用水一盞傍香爐邊方燒香

香方甚多獨此方用龍骨銷住其煙不散所以為妙

試茶

採嫩芽先沸湯乃投芽煮變色扌邑取握去水小焙中焙欲乾鎗内略炒使香磨碾皆可坐圃臨泉旋擷旋烹芳新不類常韻

香茶

上春嫩茶芽每五百錢重以菉豆一升去殼蒸焙山藥十兩一處細磨别以腦麝各半錢重入盆同研約二千杵納罐内密封窨三日後可以烹點愈久香味愈佳

栢湯方

採嫩栢葉線繫垂挂一大甕中紙糊其口經月取如未甚乾更閉之至乾取為末如嫩草色不用甕只密室中亦可但不及甕中者青翠若見風則黄矣此湯可以代

茶夜話飲之尤醒睡飲茶多則傷人氣耗精害脾胃栢湯甚有益如太苦則加少山芋尤佳外臺秘要有代茶新飲煞作藥味不若栢湯隱居道話尤助幽尚

三妙湯

地黃枸杞實各取汁一升蜜半升銀器中同煎如稀餳每服一大匕湯調酒調皆可實氣養血久服彌益人

乾荔枝湯

蔗糖（一斤毬糖亦好）大烏梅（潤者二兩湯浸時復換水澄去酸汁不去核焙乾）官桂

去皮為末 生薑二兩薄切作片焙乾

右先將烏梅生薑為細末入在沙糖内與桂末拌和匀再取䃤隔過如茶點喫欲作膏子喫烏梅用去核修事如上法不焙桂作小片為末薑切片不焙用水三碗煎至二碗湯調服暑熱心煩井水調服之葉龍圖傳暑月可常合服之

清韻湯

縮砂仁三兩 石菖蒲一兩 甘草半兩

右末入鹽點服

橙湯

橙子十個 乾山藥一兩 甘草二兩 鹽四兩炒 白梅四兩槌碎去仁核

右先用橙子山藥甘草白梅一處研細捏作餅子焙乾為末入檀香半兩尤佳

桂花湯

黄桂花三斤揀净去青柄研細以磁器盛貯覆合略蒸花 乾薑一兩 甘草一兩

略炒

右末和匀量入炒鹽盛貯莫令漏氣如常點服

醍醐湯

神曲二兩 鹽炒十兩 官桂二兩 甘草七兩 烏梅八兩洗拍碎 乾薑二兩煨

右先將五味焙乾爲末後入炒鹽和匀作一處新磁罐收

洞庭湯

真橘皮四兩不去白去蒂擘作小錢大冷水浸一宿曬乾 生薑四兩淨洗擦

右將薑與橘皮同淹一宿曬乾焙乾入甘草一兩三錢炙黃好白鹽梅二十個去核以白麪拍作片子無油銚內煿乾入炒白鹽一兩半同一處為末沸湯點用

木瓜湯

生薑四兩取汁 木瓜十兩 白鹽五兩 甘草五兩 紫蘇十兩

右炒薑鹽拌和蘇瓜甘草三日取出曬乾為末沸湯

點服手足痠服之妙入一方加縮砂山藥炒為末消食化氣壯脾

韻梅湯

半黃梅百個搥去仁 青椒四兩揀淨秤 薑一斤去皮研 甘草四兩炙為末 鹽半斤

右件安淨鉢内一處拌匀烈日曬半月以色變稍紫為度更約度稀稠得所為佳須用曬半月日安淨瓶内點用已上諸方皆得之秘傳宜供湯藥之

熟水

稻葉穀葉楮葉橘葉樟葉皆可採陰乾紙囊懸之用時火炙使香湯沃冪其口良久

前胡翰林院定熟水以紫蘇為上沉香次之麥門冬又次之蘇能下胷膈滯氣功效至大炙蘇須隔竹紙不得翻候香以湯先泡一次傾却再泡用大能分氣極佳

晨朝補養藥糜法

地黄粥

切地黄二合候湯沸與米同下鎗先取酥二合蜜一合同炒令香熟别貯之候粥欲熟乃下同煮取熟

胡麻粥

烏油麻去皮蒸一炊曝乾更炒令香熟每用白秔米一升胡麻半升如常煮粥法為之臨熟加糖蜜任意極香甘胡麻多治之臨時取用

乳粥

牛羊乳皆可先淅細秔米令精細控令極乾乃煎乳令沸一依用水法乃投米煮之候熟即挹置碗中每碗下真酥半兩置粥上令自鎔如油遍覆粥上食時旋攪美無比

山芋粥 薯蕷生於山者名山藥一名山芋

山芋生山者佳圃種者無味取去皮細石上磨如糊每椀粥用山芋一合以酥二合蜜一合同炒令凝以匙揉碎粥欲熟投攪令匀乃出

栗粥

小栗去殼切如米粒每秔米一升栗肉二合同米煮之更無他法

百合粥

生百合一升切蜜一兩同水窨熟投入熟粥中每盌用三合

麋角粥

新麋角一具寸截流水內浸三日刷腥穢以河水入砂

瓶或銀瓶内以桑葉塞瓶口勿令漏氣炭火猛煮時時看候如湯耗旋益熱湯一日許其角爛似熟山芋掐得酥軟即止未軟更煮慎勿漏氣漏氣則難熟取暴乾為粉其汁澄濾候清冷以綿濾作膠片盛風中吹乾麋角膠别入藥每粥一盌入麋角粉五錢鹽一匙同攪温服

枸杞子粥

枸杞子生研捩取汁每一碗粥可用汁一盞加少熟蜜

同煮

馬眼粥

新黑豆一斗淨淘入大釜中如常用水煮令熟擗取汁再入釜以熟麻油浸之豆上油深四指蜜蓋之慢火煮直候露出豆即以匙拌轉更煮直令泣盡油即住每粥一釜可下熟豆三五碗欲熟入拌匀食之

又法

白米二升别煮令熟大顆黑豆一升先以薄灰汁煮豆

令熟漉出豆却以清水燒沸依前入豆再煮透出灰氣漉出却以沙糖六兩用水兩碗化濾過入鹽二兩醬三兩只用水取醬汁同煮熟桃仁杏仁皆可為粥生去皮尖略炒令香細研水絞取濃汁隨意入粥中煮臨時加酥蜜亦可金罌木煎亦可作粥一入用糖法

諸山蔬可作粥者皆指如萊粥法

禮記内則言子事父母婦事舅姑進盥授巾之後問所欲而敬進之以饘酏為先饘厚粥酏薄粥也故此

編詳述懷山録中諸藥糜法陸放翁云平旦粥後就
枕粥在腹中暖而宜睡天也第一樂也

紫不託法

新黑豆煮取濃汁搜麪作湯餅極甘美能去麪毒令不
蒸熟服丹石人尤宜食此雜蓴菜為奠妙
沈存中云麪治壅熱益氣力但不可多食致令憒悶
料理有法節而食之餺飥蒸餅及餻索餅起麪等法
在食經中此法用黑豆汁搜麪則無毒矣

造山藥麪法

取山藥去皮薄切日中暴乾柳箕中挼為粉下篩如常麪食之加酥蜜為淳麪尤精益氣力長肌肉久服輕身耳目聰明不饑延年

造乾地黄法

九月末掘取肥大者去鬚熟蒸微暴乾又蒸暴乾食之如蜜可停

芭蕉脯

蕉根有两種一種黏者為糯蕉可食取作手大片灰汁煮令熟去灰入人以清水煮易水令灰味盡取壓乾乃以鹽醬蕪荑椒乾薑熟油胡椒等雜物研浥一兩宿出焙乾略搥令軟食之全類肥肉之味

牛蒡脯

十月以後取根洗乾去皮用清水少煮勿太爛硬者即熟煮並搥令軟下雜料物如芭蕉脯法浥焙取乾纔用

青筍脯一如牛蒡脯法

蓮房脯

取嫩蓮房去蔕又去皮洗淨用水入灰煮過一如芭蕉脯法焙乾以石壓令匾作片收之

薝蔔鮓

薝蔔花即梔子也採嫩花釀作鮓極香美

白樂天方齋劉禹錫饋以菊苗虀蘆菔鮓換取樂天六班茶二囊以自醒酒

乾蕨菜

採嫩蕨菜蒸熟以乾灰拌之同爆極乾濯去灰又爆乾收之臨食湯浸令軟味如合蕈

石芥䓁菜

此二物極辛為葅大佳

苦蓋菜

苦蓋菜青蘘苦麻皆可作美

苦麻即今俗謂之胡麻者葉作羹大甘滑其苗名情蘘

松蘂

去赤皮取嫩白者蜜漬之略燒令蜜熟勿太熟極香脆

白芷

蜜漬糟藏皆可食

防風芽

防風芽如臙脂色天門冬芽如馬椿芹菜芎芽又有蘼蕪枸杞芽菊芽荇菜水藻牛膝芽地黄嫩葉皆如常菜治之

東坡詩云秋來霜露滿東園蘆菔生兒芥有孫我

與何曾同一飽不知何啻食雞豚況藥菜之佳乎

水苔

立春前採嫩者淘澤令極淨其間多沙石蝶蟲取得壓乾只入鹽油完椒切碎白同入瓶中釀為鹹醋浸食之甚佳又可油炒加鹽醬亦善

瓜虀

生甜瓜揀去未熟者每十斤隨瓣切開去穰不用就百沸湯綽過以鹽五兩勻擦醃轉豆豉末半升釅醋升半

麫醬斤半馬芹川椒乾薑陳皮甘草茴香各半兩蕪荑二兩並為細末同瓜一處拌勻入甆瓮内淹壓於冷處頓之經半月後則熟瓜色明透絶類琥珀味甚香美

菜虀

大菘萊叢採十枝劈裂萊菔取際小者破作兩半同向日中曬去水脚二件薄切作方片如錢眼子大入淨罐中以馬芹茴香雜酒醋水等令得所調淨鹽澆之隨手舉罐撼觴五七十次密蓋罐口置竈上温處仍日一次

如前法摵鰑三日後可供菜色青白間錯鮮潔可愛

藕虀

嫩藕梢隨意切作方塊如骰子大就蠏眼湯内快手綽上耴牽牛花揉汁淹染片時揬冷熟水中滌過控乾以馬芹鹽花泡湯入少醋加蜜作虀澄冷澆供之

豆虀

先耴濕沙納甆器中以緑豆匀撒其上如種蓺法深桶覆藏室中勿令見風日一次掬水洒透竣其苗長可尺

許摘取蝌眼湯綽過以科虀供之赤豆亦可種然不如綠豆之佳

虀羹俗謂薺為東風菜方言訛而為公參菜謂可以奉公參也

東坡與徐十三書云今日食虀極美天然之珍雖不甘於五味而有味外之美其法取薺一二升許淨擇入淘了米三合冷水三升生薑不去皮搥兩指大同入釜中澆生油一蜆殼當於羹面上不得觸觸則生油氣不可食不得入鹽醋君若知此味則陸海八珍皆可厭也天

生此物以為幽人山居之禄謹以奉傳不可忽也羹以物覆則易熱而羹極爛乃佳也

本草薺和肝氣明目凡人夜則血歸於肝為宿血之臟過三更不睡則朝旦面色黄燥意思荒浪以血不得歸故也若肝氣和則血脉流通津液暢潤東坡嘗有詩云時遶麥田求野薺強為僧舍煮山羹陸放翁亦有詩云小着鹽醯助滋味微加薑桂助精神風爐歙鉢窮家活妙訣何曾肯授人

筍鮓

東坡回錢穆父書云竹筍蒙佳貺取筍簞松心與鮓魚相和清水煮熟用薑蘆菔自然汁及酒三物等入少鹽漸漸款洒之過熱可食不敢獨味此請依法作與老嫂共之

老人有性喜茹素不忍害物者菽水之奉在嘉蔬藥菜料理如法殊益於人杞菊芎术等苗嫩時採食之或煮或齏或炒或罨悉用土蘇鹹豉汁加鹽下飯甚

良薑菁作虀最妙不斷五辛者春秋嫩韭四時採薤甚益緑豆紫蘇烏麻須宜貯俱能下氣其餘豉醬之徒食所不可少皆須貯蓄肉食心不害物雖以錢買猶愈於殺第一戒慎勿殺若肉須新鮮似有氣息則不宜食爛臟損氣切須慎之戒之

種植

庭檻園林間種植可愛翫之物如世間花果人家自有此不悉載今抄東坡一書誠齋一詩于左

東坡與程全父書

白鶴峰新居城從天侔求數色果木太大則難活小則老人不能待當酌中者又須土碪稍大不傷根者

柑　橘　柚　荔枝　楊梅　枇杷　松　栢　含笑　梔子

謾寫此數品不必皆有仍告書記其東西

誠齋三三徑詩

東園新開九徑

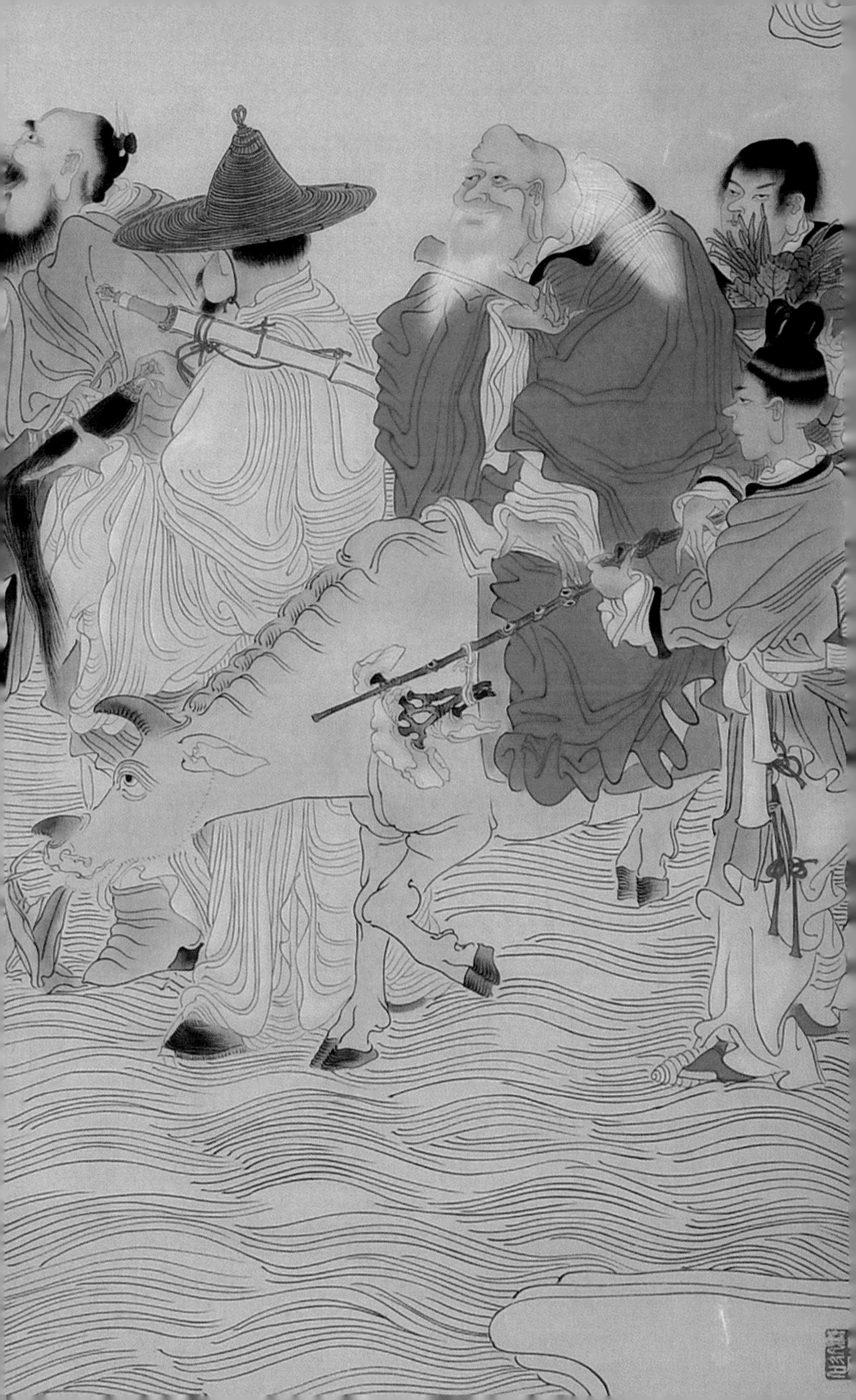

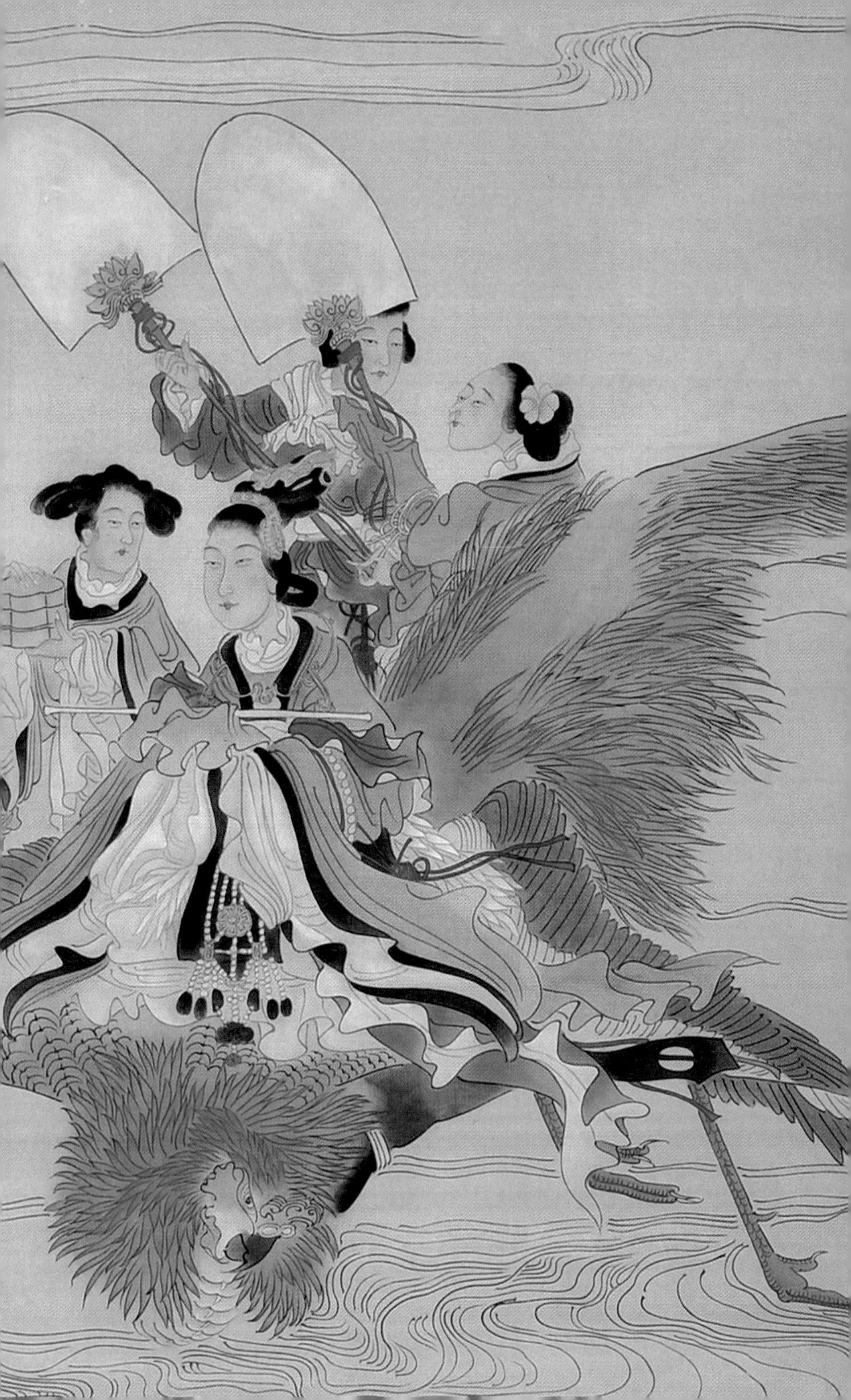

江梅　海棠　桃　李　橘　杏　紅梅　碧桃

芙蓉

九種花木各植一徑命三三徑其詩云

三徑初開是蔣卿再開三徑是淵明誠齋奄有三三

徑一徑花開一徑行

歐陽公示謝道人種花詩云

淺深紅白宜相間先後仍須次第栽我欲四時攜酒

去莫教一日不花開

西園胡一大壯喜種花卉以窺造化生育之妙喜飲醇酎以寓經綸燮理之方

芸香

古人藏書謂之芸香是也採置書帙中即去蠹置席下去蚤蝨栽園庭間香聞數十步極可愛葉類豌豆作小藂生秋間葉上微白如粉江南人謂之七里香江南極多大率香草多只是花過則已縱有葉香者須採掇嗅之方香此草遠在數十步外此間已香自春至秋不歇

絕可翫也

茅香

閑地種之可洗手終日香一年數次刈閑屋中時時燒少許亦佳

本草云苗葉可煮作浴湯令人身香同藁本尤佳仍入印香中合香附子用

枸杞

揀好地熟斸加糞訖然後逐畦長開壟深七八尺令寬

乃取枸杞連莖剉長四尺許以草為索慢束如羮椀大於壠中立種之每束相去一尺下束訖別調爛牛糞稀如麪糊灌束子上令滿減則更灌然後以肥土壅之滿訖土上更加熟牛糞然後灌水不久即生乃如剪韭法從一頭起首割之得半畝料理如法可供數人其割時與地面平高留則無葉深剪則傷根割仍避熱及雨中但早朝為佳

又法但作束子掘坑方一尺深於束子三寸即下束

子訖着好糞滿坑填之以水沃糞下即更着糞填以不減為度令糞蓋束子一二寸即得生後極肥嫩數數鋤壅每月一加糞尤佳

又法但畦中種子如種菜法土糞下水當年踈瘐二年以後悉肥勿令長苗即不堪食如食不盡即剪作乾菜以備冬中常使如此從春及秋其苗不絶取甘州者為真葉厚大者是有刺葉小者是白棘不堪服食

又法枸杞子於水盆内挼令散訖暴乾劚地作畦畦中去却五六寸土勿作壠縛草稕作稕似臂長短即以泥塗稕令徧以安壠中即以子布泥上一面令稀稠得所乃以細土蓋之令徧又以爛牛糞蓋上令徧又布土一重令與畦平待苗出時時澆灌及堪採即如剪韭法更不要煮鍊每種用二月初一每年但五度剪不可過也凡枸杞生西河郡谷中及甘州者其味味過於蒲萄今蘭州西去鄯城靈州九原並大根

塑尤大

甘菊

移根最佳若少時折取苗乘雨濕種便活一年之後落徧地長服却老冬中收子剪如韭法

陸龜蒙杞菊賦云惟杞與菊偕寒互綠或顏或苕煙披雨沐我衣敗綈我飯脱粟羞慚齒牙苟且粱肉蔓延駢羅其生實多爾杞未棘爾菊未莎其如予何其如予何東坡云天隨生自言常食杞菊及夏五月枝

葉老梗氣味苦澁猶食不已余守膠西與通守劉君
循古城廢圃求杞菊食之捫腹而笑作後杞菊賦云
人生一世如屈伸肘何者為貧何者為富何者為美
何者為陋或糠覈而瓠肥或粱肉而黒瘦何侯方丈
庚郎三韭較豐約於夢寐卒同歸於一朽吾方以杞
為粱以菊為糗春食苗夏食葉秋食花實而冬食根
尚庶幾乎河西南陽之壽張南軒賦云張子為江陵
之數月時方仲春草木敷榮經行郡圃意有所欣爰

命操掇付之庖人汲清泉以細烹屏五味而不觀甘
脆可口蔚其芬馨盡日為之加飯而他物不足以前
陳又云天壤之間熟為正味厚或腊毒淡乃其至猩
唇豹胎徒取詭異山鮮海錯紛糾莫計苟滋味之或
偏在臟腑而成贅惟杞與菊微勁不苦滑甘靡滯非
若它蔬善嘔走水既瞭目而安神復沃煩而滌穢驕
南陽於西河又頽齡之可制隨寓必有約居足恃雪
消壤肥其茸葳蕤與子婆娑薄言掇之古銚瓦盆啜

汁咀虀高論唐虞詠歌書詩嗟乎微斯物孰同先生之歸於是相屬而歌殆日晏以忘饑

地黄

十二月耕地至正月可止三四遍細杷訖然後作溝溝濶一尺兩濶作一畦畦濶四尺其畦微高而平硬甚不受雨水苗未生間得水即爛畦中又撥作溝溝深三寸取地黄切長二寸種於溝内訖即以熟土蓋之其土厚三寸以上每種一畝用根五十斤蓋上訖即取經冬爛

覆之候牙稍出以燒燒其草令燒去其苗再生葉肥茂根益壯自春至秋凡五六耘不得鋤八月堪採根至冬尤佳若不採其根太盛春二月當宜出之若秋採訖至春不復更種其生者猶得三四年但採訖比之明年耨耘而已參驗古法之為最良按本草二月八月採殊未窮物性也八月殘葉猶在葉中精氣未盡根二月新苗已生根中精氣已滋不如冬月採殊妙又與蒸暴相宜古人云二月八月非為種者將為野生當須見苗矣欲

食葉但露散後摘取傍葉勿損中心正葉甚益人勝諸藥

東坡詩云地黃飼老馬可使光鑒人吾聞樂天語喻馬施之身白樂天採地黃詩凌晨荷鋤去薄暮不盈筐攜來朱家門賣與白面郎與君啖肥馬可使照地光願易馬殘粟救此苦饑腸我衰正伏櫪垂耳氣不振移栽附沃壤本草古稱地黃宜黃土今不然大宜肥壤虛地則根大而多汁蕃茂爭新春沉水得穉根言以水沉而試之也日華子云浮者名天黃半浮半沉者名人黃沉者名地黃其沉者佳也重湯養陳薪於鼎釜水中更以器盛水而煮謂之重湯投以東阿

清（阿膠出東阿其用皮有老少則膠有清濁）和以北海醇崖蜜助甘冷山

薑發芳辛（山薑术名古方用术）融爲寒食餳（寒食日研杏仁爲酪以煮麥粥以餳）

沃之嚥作瑞露珍丹田自宿火渴肺還生津願餉內熱

子一洗胷中塵

五加

取根深掘肥地二尺埋一根令沒舊痕甚易活苗生從

一頭剪取每剪訖鋤土擁之

五加葢天有五車之星精也金應五行人應五德位

應五方物應五車青精入莖有東方之液白氣入節有西方之津赤氣入華有南方之光玄精入根有北方之粘黄煙入皮有戊巳之靈五神鎮主相轉育成用之者真仙服之者反嬰久服輕身耐老明目下氣補中益精堅筋骨強志意五葉者良葉可作蔬菜食五月七月採莖十月採根陰乾張子聲楊建始王叔才于世彦皆服此酒得壽三百年有子二十人世世有得服五加酒散而獲延年者不可勝計或只為散以

代湯茶而餌之驗亦然也

青蘘胡麻苗也

取八稜者畦中如菜法種之生苗為菜食秋間依此法種之甚滑美

百合

上好肥地加糞熟斸訖春中取根大劈取瓣於畦中如種蒜法五寸一瓣種之直作行又加糞灌水苗出即鋤四邊令絶無草春後看稀稠得所處更別移亦得畦中

乾即灌水三年後其大如拳然後取食之又取之種亦得或一年以後二年以來始生甚遲不如種辦

黄精

擇取葉參差者是真取根擘破稀種一年以後極稠種無得其苗香美可食

苜蓿

擇肥地斸令熟作壠種之極益人還須從一頭剪每剪加糞鉏土擁之

合歡萱草也

移根畦中稀種一年自稠春剪苗食如枸杞秋夏不堪

食

牛蒡

取子畦中種種時乘雨即生若有水不候雨也地須加

糞灼然後肥旱則沃水剪如上法菜中之尤益者但多

種食苗及根莖益於人

蓮子

八九月取堅黒子瓦上磨尖頭直令皮薄取墐土作熟泥封如三指大長使帶頭兾重令磨須尖泥欲種時擲至池中重頭向下自能周正薄皮上易生數日即出不磨者率不可生

藕

春初掘取藕三節無損處種入泥深令到硬土穀雨前種當年有花

藕可作粉其法取麤藕不限多少凈洗截斷浸三宿

數换水看灼然潔淨然後漉出碓中碎擣以新布絞取汁重擣取汁盡為度又以密布濾去麤惡物澄去清水如稠難澄以水攪之然後澄看水清即瀉去一如造米粉法

雞頭

雞頭粉取新熟者去皮熟擣實如上法

芰角粉去皮上法

薑粉以生薑爛研捩汁如上法以和羹

葛粉去皮如上法開胃止煩熱

茯苓粉剉如彈子以水浸去赤汁如上法

松栢粉春採嫩葉如上法須乘露採為之

經宿則無粉如嫩草鬱鬱可愛

脫果

木生之果八月間以牛羊滓和土包其鶴膝處彼端幹相樓黃紋處如大柸以紙裹囊覆之麻繞令密緻重則以杖柱之

任其發花結實明年夏秋間試發一包視之其根生則

斷其本埋土中其花實皆宴然不動一如巨木所結予在蕭山縣見山寺中橘木止高一二尺實皆如拳大蓋用此術也大木亦可為之嘗見人家有老林檎木根已蠹朽圃人乃去木本三三尺許如上法以土包之一年後土中生根乃截去近根處三尺許包入地後遂為完本

凡種果木須望前種實多望後種實少

百部

山地種之如不合法多種為佳取根挼汁濯衣令不生蝨仍潔白如用皂角也

右自杞菊以次為粥為蔬為脯為粉須自種植充饒足用百部之種亦可為澣濯之供

菖蒲石

怪石奇峯以沙石器種之旦暮易水則茂水濁及有泥滓則萎一寸九節者服之可以烏髭輕身延年夜爇燈閒置一兩盆可以收煙不薰人眼東坡詩云碧玉椀盛

紅瑪瑙青盆水養石菖蒲曾茶山詩云窻明几淨室空虛盡道幽人一事無莫道幽人無一事汲泉承露養菖蒲丈石清漪斯亦几案間良翫也

相鶴

相鶴不必如鶴經所説但取其標格立瘦喉聲清徹者為勝凡老鶴所生則氣韻清古三年頂赤始能唳細論其法頸欲細而長身欲人立而不横足欲瘦而節欲高頸肥則類鴈身横則類鷺脛麤韻俗則類鸛聲濁體肥

則類鵞皆下才也為雛食魚稻甚多老則食穀漸少甚老則不食惟華亭縣鶴窠村所出者為得地他處雖時有皆凡格也養處須有廣水茂木風月清曠之地嘗食生物則格韻高野畜之籠樊飼以熟食則多肥濁而精彩羽毛日漸摧藏類乎雞矣

養龜

龜者壽物養庭檻中可以愛翫愈於觀他物尤當畜山龜爾雅謂之攝龜者腹下殼能開合比龜喫蛇蛇甚畏

之庭檻中養此龜則蛇不復至以至園圃中多畜之大能辟蛇兼此龜不頼水陸地畜之不失其性予在隨州時寓法雲寺之後有竹園常苦多蛇寺僧乃畜龜於園中自爾不復有蛇相鶴養龜二字皆懷山録所述

收畫

子弟遇好圖畫極宜收拾在前士大夫家有耕莘築巖釣渭浴沂荀陳德星李郭仙舟蜀先主訪草廬王羲之會蘭亭陶淵明歸去來韓昌黎盤谷序晉廬山十八賢

唐瀛洲十八學士香山九老洛陽耆英古今事實皆繪為圖可以供老人閒玩共賔友高談人物山水花草領毛各有評品吟咏亦以廣後生見聞梅蘭竹石尤為雅致瑶池壽鄉圖慶壽近年有壽域圖備列歴代聖賢神仙者壽者丹青粧點尤為奇玩

王維字摩詰九歲知屬辭擢進士工草隷善畫名盛於開元天寶間寧薛諸王待若師友畫思入神至山平水遠雲勢石色繪工以為天機所到别墅在輞川

地奇勝與裴廸遊其中賦詩相訓爲樂東坡云味摩
詰之詩詩中有畫觀摩詰之畫畫中有詩秦太虚曰
余爲汝南得疾卧直舍高仲符攜輞川圖示余曰閱
此可以療疾余本江海人得圖喜甚即使二兒從旁
引之閱於枕上恍然若與摩詰入輞川度華子岡經
孟城坳憇輞口莊泊文杏館上斤竹嶺並木蘭柴絶
茱萸沜躡槐栢窺鹿柴返於南北垞航欹湖戲柳浪
濯欒家瀨酌金屑泉過白石灘停竹里館轉辛夷塢

抵膝園幅巾杖屨棊奕茗飲或賦詩自娛忘其身之匏繫於汝南也數日疾良愈

龍眠居士李公麟字伯時能行草書善畫尤工人物人以比顧陸顧凱之陸知微晚年致仕歸老肆意於泉石間作龍眠山莊圖為世所寶韓子蒼題太乙真人蓮葉圖云太乙真人蓮葉舟脫巾露髮寒颼颼輕風為帆浪為檝卧看玉宇浮中流中流蕩漾翠綃舞穩如龍驤萬斛舉不是峯頭十丈花世間那得葉如許龍眠

畫手老入神出素幼出真天人恍然坐卧我仙府蒼煙萬頃波粼粼玉堂學士今劉向禁直岧嶤九天上不須對此融心神會植清藥夜相旁觀畫之趣二事可參

置琴

朱文公琴贊云養君中和之正性禁爾忿慾之邪心乾坤無言物有則我欲與子鉤其深歐陽公云予嘗有幽憂之疾退而閒居不能治也既而學琴於友人孫道滋

受宫聲數引久而樂之不知疾之在其體也夫疾生乎憂者也藥之毒者能攻其疾之聚而不若聲之至者能和其心之所不平心而平不和者和則疾之忘也宜哉奉親者能琴時為親庭鼓一二操亦足以娛悅其意和平其心

琴師六言云擘托抹挑打摘先後輕重疾徐最是一般妙處更要其人讀書斯亦子弟藏脩息遊之一益云

廷方士

湖州東林沈東老能釀十八仙白酒一日有客自號回道人長揖於門曰知公白酒新熟遠來相訪願求一醉公見其風骨秀偉翛然起迎徐觀其碧眼有光與之語其聲清圓於古今治亂老莊浮圖氏之理無所不通知其非塵埃中人也因出酒器十數於席間曰聞道人善飲欲以鼎先為壽如何公曰飲器中鍾鼎為大屈巵螺杯次之梨花蕉葉最小請戒侍人次第速斟當為公自

小至大以飲之笑曰有如顧愷之食蔗漸入佳境也又約周而復始常易器滿斟於前笑曰所謂杯中酒不空也田公興至即舉杯常命東老鼓琴田浩歌以和之又嘗圍棊以相娛止奕數子輒拂去笑曰秖恐棊終爛斧柯田公自日中至暮已飲數斗無酒色東老欲有所叩田公曰聞公自能黃白之術未嘗妄用且篤於孝義又多陰功此余每日所以來尋訪而將以發之也東老因叩長生輕舉之術田公曰四大假合之身未可離形而

頫去東老攝衣起謝有以喻之回公曰此古今所謂第一最上極則處也飲將達旦甕中所釀止留糟粕而無餘瀝回公曰久不遊浙中今日為公而來當留詩以贈然吾不學世人用筆書乃就劈席上榴皮畫字題於菴壁其色微黃而漸加黑其詩云西鄰已富憂不足東老雖貧樂有餘白酒釀來緣好客黄金散盡為收書已而告别東老啟關送之天漸明矣握手並行至舍西石橋回公先度乘風而去莫知所適

延名衲

成都一僧誦法華經甚專雖經兵亂卒不能害忽一山僕至云先生請師誦經引行過溪嶺數重煙嵐中一山居僕曰先生老病起晚請誦至寶塔品見報欲一聽之至此果出野服杖藜兩耳垂肩焚香聽經罷入不復出以藤盤竹箸秫飯一盂杞菊數甌無鹽酪美若甘露得襯錢一環僕送出路口問曰先生何姓曰姓孫問何名僕於僧掌中書思邈二字僧大駭僕遽失之三日山中

尋求竟迷舊路歸視襯資乃金錢一百文也由兹一飯身輕無疾天禧中僧一百五十歲矣後隱不見

欵延方士談真誥時約名緇聽梵書二士共談必説妙法真有所遇豈不樂哉

肅客

朱文公晚年野服見客榜客位云滎陽吕公嘗言京洛致仕官與人相接皆以閑居野服為禮而歎外郡或不能然其㫖深矣某叨恩致事前此蒙賔客下訪初亦未

敢援此遽以老人野逸自居近緣久病難以動作遂以野服從事上衣下裳大帶方履比之凉衫自不為簡所便者東帶足以為禮解帶足以燕居且使窮鄉下邑復見京都舊俗之美亦補助風教之一端也又云衰病之餘不堪拜跪親舊相訪亦望察此非應受者並告權免庶幾還荅不至闕禮

羅鶴林云余嘗於趙季仁處見其服上衣下裳衣用黄白青皆可直領兩帶結之緣以皂如道服長與膝

齊裳必用黄中及兩旁皆四幅不相符頭帶皆用一色取黄裳之義也别以白絹為大帶兩旁以青或皁緣之見儕輩則繫帶見卑者則否謂之野服又謂之便服

記事

周益公云蘇子容聞人引故事必令人檢出處司馬温公聞新事即便抄録且記所言之人故當時諺曰古事莫語於容今事勿告君實

司馬公對賔客無問賢愚長幼悉以疑事問之有草簿數枚常致座間苟有可取隨手抄録或對客即書率以為常其書字皆真謹劉元城見時已有三十餘冊

曽祖南谷丈靖公叔祖樸菴提刑皆有日記樸菴所記名長生歴有亭云司馬温公日記凡十年作一褢一日之事無論善惡必載焉限以十年所以推一期進德與否也夫子三十而立自是十年則有加於前

矣至從心之時葢涉歴四十年聖人所以密推熟察以自驗其道藝所造功力所成者至矣夫甲乙周而時已久矣時愈久而行愈進此聖人之所以為聖人也温公之衺豈其原亦出於此歟長生歴亦十年一為衺

二老相訪

周益公以宰相退休楊誠齋以秘書監退休為廬陵二大老益公嘗訪誠齋於南溪之上留詩云楊監全勝賀監家賜湖豈比賜書華囬環自闢三三徑傾刻能開七

七花門外有田供伏臘望中無處不煙霞却𢠵下客非摩詰無畫無詩只謾誇誠齋和云相國來臨處士家山間草木也光華高軒行李能過李小隊花花到浣花留贈新詩光奪月端令老子氣成霞未論藏去傳貽厥枯向田夫野老誇好事者繪以為圖誠齋題云平叔曾過魏秀才何如老子致元台蒼松白石青苔徑也不傳呼宰相來用魏野詩翻案也誠齋冢嗣東山先生伯子以集英殿修撰致仕家居年八十雲巢曾無疑益公門人

也年尤高嘗擕茶袖詩訪伯子其詩云褰衣不待屨霜
田到得如今亦樂哉泓潁有時供戲劇軒裳無用任塵
埃眉頭猶自懷千恨興到何如酒一盃知道華山方睡
覺打門聊伴茗奴來百子和云雪舟不肯半塗回直到
荒林意盛哉籬菊苞時披宿霧木犀香裏絶纖埃錦心
繡口垂金薤月露天漿貯玉杯八十仙翁能許健片雲
歸得出巢來其風味庶幾可亞前二老云
二老相訪倡妍酬麗四詩可觀放翁詩云老人無一

事有興即吟詩唱者和者皆須興到也

儲書

邵康節詩云花木四時分景致經書萬卷號生涯有人若問閒居處道德坊中第一家歐陽文忠公六一堂記云琴一張棊一局酒一壺藏書一萬卷集錄金石遺文一千卷以吾一翁老於此五者之間是為六一陸放翁書巢記云陸之既老且病猶不置讀書名其室曰書巢吾室之内或棲於櫝或陳於前或枕藉於牀俯仰四顧

無非書者吾飲食起居未嘗不與書俱閒有意欲起而亂書圍之至不得行輒自笑曰此非吾所謂巢者耶二公蓋儲書以自佚其老者也丁度之祖顗盡其家貲以置書至八千卷且曰吾聚書多矣必有好學者為吾子孫度力學有守登朕勤詞學科仕至參政曾子固平生嗜書家藏至六萬餘卷手自讎對白首不倦此儲書以遺其子孫者也孟子有賢父兄之言惟以書教子弟者而後為賢晉人有佳子弟之目惟從父兄之教而知書

者而後為佳

唐杜荀鶴詩云欺春只愛和醅酒諱老猶看夾註書放翁詩云燈前目力依然在且盡山房萬卷書歐公詩云至哉天下樂終日在書案家仲本云至樂莫如讀書至要莫如教子人云人家教子弟如養芝蘭然既積學以培植之又須積德以澆灌之子弟儲書正以備侍旁檢閱陳后山左右圖書日以討論為務其志專欲以文章名後世夜與諸生會宿忽思一事必

明濁繙閲得之乃已或以為可待旦者后山曰不然
人情樂因循一放過則不復省矣故其學甚博而精
尤好經術非如唐之諸子作詩之外他無所知魏衍
昌世亦彭城人從后山學年五十餘見異書猶手自
抄寫藏書數千卷云

壽親養老新書卷三

欽定四庫全書

壽親養老新書卷四

元　鄒鉉　續編

保養

安樂之道惟善保養者得之孟子曰我善養吾浩然之氣太乙真人曰一者少言語養内氣二者戒色慾養精氣三者薄滋味養血氣四者嚥精液養臟氣五者莫嗔怒養肝氣六者美飲食養胃氣七者少思慮養心氣人

由氣生氣由神住養氣全神可得真道凡在萬形之中所保者莫先於元氣攝養之道莫若守中實内以滈和將護之方須在閑日安不忘危聖人預戒老人尤不可不慎也春秋冬夏四時陰陽生病起於過用五臟受氣蓋有常分不適其性而强云爲用之過耗是以病生善養生者保守真元外邪客氣不得而干之至於藥餌往往招徠真氣之藥少攻伐和氣之藥多故善服藥者不如善保養康節先生詩云爽口物多終作疾快心事過

必為殃知君病後能服藥不若病前能自防郭康伯遇神人授一保身衛生之術云但有四句偈須是在處受持偈云自身有病自心知身病還將心自醫心境靜時身亦靜心生還是病生時郭信用其言知自護愛康強倍常年幾百歲

服藥

沈存中云人非金石況犯寒暑霧露既不調理必生疾病常宜服藥辟外氣和臟腑也平居服七宣元鍾乳元

量其性冷熱虚實自求好方常服紅雪三黄元青木香元理中元神明膏陳元膏春初氷解散天行茵陳元散皆宜先貯之以防疾發忽有卒急不備難求其防危救急不可闕者伏火丹砂保精養魄尤宜長服伏火硫黄益氣除冷癖理腰膝能食有力小還丹愈疾去風伏火磁石明目堅骨伏火水銀壓熱鎮心金銀膏養精神去邪氣如上方藥固宜留心其餘丹火須冀神助不可卒致有心者亦宜精懇或遇其真

圓散皆以深筍沙合盛之勿用有油即受濕外為漆櫝

貯藥

櫝筍亦欲深深則濕氣難入櫝中夾灰淨磨之勿漆則不受潤更集繒纊為襆原襆之更以㲋冒櫝口縱有潤氣自縫中入亦為㲋纊所收暑月三焙之遇雨則入熅室貯茶如此亦善藥襆新甕罌盛蠟紙冪之懸於東簷椙上令常得晨日勿令沾雨久陰則一焙移置深室晴復出之數品同一罌可也喜蛀物用舊曾貯油麻罐淨

拭置藥其中即不蛀

煴閣

南方暑雨時茶藥圖籍皮毛膠糊物引斂色衣筆墨之類皆惡蒸溽悉可置在閣中若山居即依山為閣其高去地一丈則不復有蒸潤閣中循壁為厨厨三層壁仍板彌之前後開窗梁上為長笐物可懸者懸於笐餘悉置格上天日明燥即大開門窗令納風日陰晦則密閉中設煴爐常令火氣鬱鬱然

又法煴閤中布卧牀牀下新出窑炭實之乃置物牀上永不蒸潤更不須着火其炭至秋供燒明年復易新炭牀上慎不可卧卧者多病瘖瘂有騐蓋為火氣所爍也

又法有餘力則設一小閤子但去地盈丈以上自無蒸矣

集方

凡人少長老其氣血有盛壯衰三等岐伯曰少火之氣

壯壯火之氣衰蓋少火生氣壯火散氣況復衰火不可不知也故治法亦當分三等其少日服餌之藥於壯老之時皆須别處之陳令尹集方俱為老人備用今所續編亦皆據平日見聞為老人對證處方者品列之

天下受拜平胃散

常服温養脾元平和胃氣寛中進食仍治脾胃不和膈氣噎塞嘔吐酸水氣刺氣悶脇肋虚脹腹痛腸鳴胸膈痞滞不美飲食

川厚朴去麄皮　陳橘皮湯洗不去穰　甘草以上各三兩剉　南京小棗二百枚　生薑和皮四兩薄切　茅山蒼朮五兩去皮米泔浸一宿剉

右六味用水五升慢火煑乾擣作餅子日乾再焙碾為細末每二錢入鹽少許點如泄瀉每服三錢生薑五片烏梅二個鹽少許水一盞半煎八分服此藥人人常服獨此方煑透滋味相和而美與衆不同所以為佳老人尤宜服之

易簡方

縮脾飲草菓烏梅縮砂甘草各等分乾葛白扁豆各減半老人加附子每服五錢水一碗生薑十片煎至八分浸以熟水令極冷暑月用此代熟水飲之極妙

降氣湯老人虛氣上壅當間以生附子加生薑煎臨熟以藥汁濃磨沉香水再煎一沸服之尤為穩當

調氣散老人寒疝作疼不可攻擊改為㕮咀每服二錢水一大盞生薑紫蘇鹽煎服或煎茴香鹽酒調下木子亦得

養正丹年高人臟腑寒秘者尤宜服之

來復丹老人寒秘悉能主之一法治老人寒氣入腹小便不通者用生薑半兩連根葉和泥葱一莖鹽一捻豆豉五十粒爛研略炒盦臍中心作兩劑更易用之以利為度亦良法也

震靈丹老人血痢白梅茶下

紅圓子治大人小兒脾胃等患極有神効治病不能傷耗真氣應大人小兒姙婦皆可服之

青州白圓子治一切痰涎為患常服有功咳嗽痰實咽喉作聲老人小兒皆宜服之

予家已刊易簡方大字本玆不贅述本方

秘傳六和元

益老扶羸助脾活血進美飲食第一平和之劑

熟地黄（十兩） 破故紙 兎絲子 白茯苓（去黑皮曬） 山藥（并同十兩曬乾） 胡桃（五十顆須用贛州信豐產者佳）

右先將熟地黄破故紙兎絲子三味酒浸一宿次早

置甑上蒸日中曝乾九浸九蒸九曝候十分乾次和白茯苓山藥二味杵臼中舂令極細為末次用胡桃研爛和五味令匀用酒煮麪糊為丸如梧桐子大每服三十丸空心温酒鹽湯下此方不犯鐵氣所以佳妙

神仙不老丸

不老仙方功効殊駐顔全不費工夫人參牛膝川巴戟蜀地當歸杜仲俱一味地黄生熟用兎絲栢子石菖蒲更添枸杞皮兼子細末蜜丸梧子如早午臨眠三次服

鹽湯溫酒任君須忌飡三白并諸血能使鬚烏髮亦烏

人參新羅者須是圓結重實滋潤去蘆頭刷洗淨焙乾薄切焙燥秤二兩

川牛膝長三四尺而滋潤者去苗刷洗淨焙乾寸截用酒浸一宿焙燥秤一兩半

川巴戟色黑紫沉重大而穿心者佳若色帶黃而浮輕者非刷洗淨焙乾細切刷酒浸一宿焙燥秤二兩

川當歸大葉其稍如馬尾狀滋潤辛　芬香者去蘆頭刷洗淨焙乾細切用酒浸一宿焙燥秤二兩

杜仲截之多絲者削去麤皮只取其肉如取肉桂之法然後刷洗淨焙乾橫理剉之如豆用麥麩炒令絲斷色黑去麩別磨秤一兩半

地黃冬節前取以水浸沉者為是去其淨者搗取汁浸令浹蒸畢焙乾如是者三色黑味甘為度用時以生乾熟二種焙乾酒浸一宿漉出竹刀細切焙乾各秤一兩忌鐵器

兔絲子小如

芥子極堅硬者佳大而輕者非用新布緩起揩洗焙乾以酒浸一宿又添酒浸一宿漉出將溫湯淋去酒焙燥別磨秤二兩

栢子仁色紅而滋潤者去殼取仁秤一兩細研臨時和入衆藥

石菖蒲緊細節密者去毛刷洗淨焙乾米泔浸一宿再焙乾細切焙燥秤一兩

枸杞子色白而肥潤去蒂洗淨焙乾用酒浸一宿焙乾秤一兩

地骨皮色黃入手輕者佳重者非畧去浮皮淨洗焙乾薄切焙乾秤一兩

右十二味選之貴精製之如法不可曬只用慢火焙若太燥則又失藥氣只八分乾即於風前畧吹令冷熟相激便十分燥取淨秤分兩磨如細散煉白蜜以

火日搜和入水石臼内擣數百杵圓如梧桐子大每日空心午間臨卧三次服每服七十粒温酒鹽湯任下忌食葱白薤白蘆菔豆粉及藕諸般血蓋藕能破血諸血能解藥力若三白調食亦無他止令人鬚髪返白耳合時忌鐵觸并婦人孝子雞犬等見

陳書林曄云此方非特烏髭髪且大能温養榮衛補益五臟和調六腑滋充百脈潤澤三焦活血助氣添精實髓須是節慾使藥力相須乃見功効之速

三仙丹又名長壽圓

一烏二术三茴香久服令人壽命長善治耳聾并眼暗尤能補腎與膀胱順氣摟風輕腰膝駐顏活血鬢難蒼空心温酒鹽湯下誰知凡世有仙方

川烏頭一兩去皮尖剉作骰子塊用鹽半兩炒焚烈 茴香三兩炒香 蒼术二兩米泔浸一宿用竹刀刮去麄皮切片用葱白一握共炒黄

右為細末酒糊為丸如梧子大每服五十丸空心食前服温酒或鹽湯下一日兩服切忌諸血

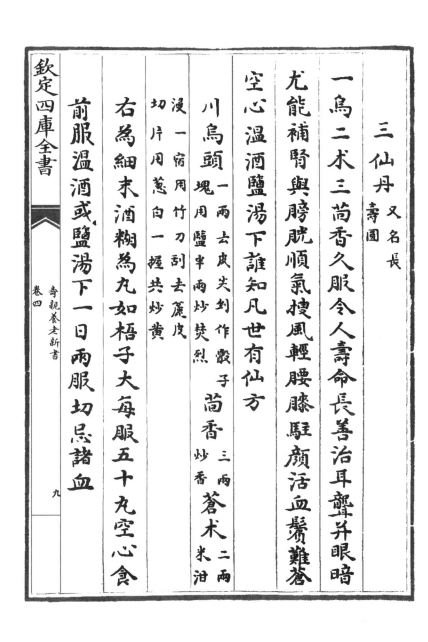

陳書林云先公晚年常服此飲啖倍進後見錢都倉年八十鬚鬢皆黑詢其所以云自三十歲以後日進一服

八仙丹

治虛損補精髓壯筋骨益心智安魂魄令人悅澤駐顏輕身延年益壽閉固天癸

伏火硃砂　真磁石　赤石脂　代赭石　石中黃　禹餘粮六味并用醋淬　乳香　没藥八味各一兩

右為細末旬研極細糯米濃飲丸如梧桐子大或如豆大每服一粒空心鹽湯下

有人年幾七旬夢漏羸弱氣惙惙然虛損得此方服之頓爾强壯精氣閉固飲食如舊

草還丹

延年益壽耐寒暑能雙修德行可登地仙

補骨脂　熟地黄　遠志　地骨皮　牛膝　石菖

蒲

右等分末酒糊為丸如梧桐子大每服三五十丸空心日午温酒下鹽湯熟水亦可

大治虛勞白濁乃翊聖真君降授與張真人方服之百日百病除二百日精髓满視聽倍常神聰氣爽瘟疫不侵三百日步驟輕健鬢鬚如漆反老還童

小丹

益壽延年安寧神志魂魄流滋氣血脉絡開益智慧釋散風濕耳目聰明筋力强壯肌膚悦澤氣宇泰定

熟地黄 肉蓯蓉酒浸各六兩 五味子 絲子酒浸各五兩 栢子仁別研 石斛 巴戟去心 天門冬去心 蛇牀子炒 覆盆子各三兩 續斷 澤瀉 人參 山藥 遠志去心炒焦 山茱萸 菖蒲 桂心 白茯苓 杜仲剉炒絲斷 天雄炮去皮臍各二兩 鍊成鍾乳粉扶衰三兩續老二兩常服一兩氣完則折去 秤一兩

右為末蜜丸如梧桐子大食前酒服三十丸至五十丸忌五辛生葱蕪荑餳鯉虛人多起去鍾乳倍地黄

多忘倍遠志茯苓少氣神虛倍覆盆子欲光澤倍栢子仁風虛倍天雄虛寒倍桂心小便赤濁三倍茯苓一倍澤瀉吐逆倍人參

此方補勞益血去風冷百病諸虛不足老人精枯神耗女子絶傷斷緒并皆治之

交感丹

俞居易之祖通奉云予言五十一歲遇鐵甕申先生授此秘術確志行持服食一年大有補益平日所服藥一

切屏去而飲食嗜好不減壯歲此藥之功大矣今年八十有五享天然之壽爰以秘方傳之世人普願羣生同登道果後有牙藥可同用之

伏神四兩 香附子一斤用新水浸一宿晒內鍋去毛炒令黄色

右為細末煉蜜圓如彈子大每服一丸早晨細嚼用降氣湯下

降氣湯

伏神一兩 香附子半兩製法如前 甘草一兩半炙

右為細末每服二錢沸湯點下前藥

揩牙法

香附子五兩修治如前法擣生薑四兩同淹一宿炒令焦黑 青鹽二兩研細拌勻同上

藥收

右每夜臨卧以少許揩牙如常法

神仙訓老丸

昔有宣徽使在鍾南山路邊見村庄一婦人年方二八持杖責一老兒年約百歲宣徽駐車令問何故婦人至

車前云此老兒是妾長男宣徽恠之下車問其仔細婦人云適來責此長男為家中自有神藥累訓令服不肯服至令老邁鬚髮如霜腰曲頭低故責之宣徽因懇求數服并方以歸常服延年益壽氣力倍常齒落再生髮白再黑顏貌如嬰兒

生乾地黃　熟乾地黃各五兩　川椒十兩不去核　牛膝五兩酒浸了為末　大黑豆一升生用　乾山藥五兩　雌雄何首烏各十兩雌者白雄者赤雌者不張　肉蓯蓉五兩　枸杞五兩　藁本

十兩

洗

右將㕎何首烏為末用水䤠内旦晨蒸日出曬夜閒露如此九蒸九曬九露數足焙焦為末酒糊丸如梧桐子大空心温酒鹽湯下忌蘿蔔

此藥性温無毒治百病補下元光澤皮膚嬰兒亦可服之

經進地仙丸

凡丈夫婦人五勞七傷腎氣衰敗精神耗散行步艱辛

飲食無味耳焦眼昏皮膚枯燥婦人臟冷無子下部穢惡腸風痔漏吐血瀉血諸風氣并皆治之

川牛膝（酒浸一宿切焙） 肉蓯蓉（酒浸一宿切焙） 川椒（去目） 附子（炮已上各四兩） 木鼈子（去殻） 地龍（去土已上各三兩） 覆盆子 白附子 兔絲子（酒浸研） 赤小豆 天南星 防風（去蘆） 骨碎補（去毛） 何首烏 萆薢 川羗活 金毛狗脊（去毛） 烏藥（已上各二兩） 綿黃耆 人參（各一兩） 川烏（炮） 白茯苓 白朮 甘草（各一兩）

右為細末酒煮麪糊為圓如梧桐子大每服三四十圓空心温酒下

陶隱居以此方編入道藏時有人母幼年得風氣疾久治不瘥五十餘年隱居處此方修合日進二服半年母病頓愈髮白返黑齒落再生至八十歲顏色如少年人血氣筋力倍壯耳目聰明其家老僕七十餘歲竊服此藥遇嚴冬御絺葛履霜雪無寒色有别業去家七十里每使老僕往返不移時又能負重非昔

時比幾成地仙

八味丸

劉戴花方老人常服延壽延年

川巴戟一兩半酒浸去心用荔枝肉一兩同炒赤色去荔枝肉不用高良薑一兩剉碎用麥門冬一兩半去心同炒赤色為度去門冬川練子二兩去核用降真香一兩剉碎同炒油出為度去降真香吳茱萸一兩半去梗用青鹽一兩同炒後茱萸炮同用胡蘆巴一兩用全蝎十四個同炒後胡蘆巴炮去全蝎不用山藥一兩半用熟地黃同炒焦色去地黃不用茯苓一兩同川椒一兩同沙赤色去椒不用香附子一兩半去毛同牡丹皮一兩同炒焦赤色去牡

丹皮不用

右一處研為細末鹽煑麪糊為丸如梧桐子大每服四五十丸空心食前鹽湯下温酒亦得

此方温平補肝腎清上實下分清濁二氣補煖丹田接華池真水三車不敗五漏不生熱不流於上膈冷不侵於脾胃令人耳目聰明治積年冷病除累嵗沉痾兼治遺精白濁婦人赤白帶下其効如神

雙補丸

劉上舍之祖在京師辟雍得史載之家傳方服此四十載享年八十七歲

熟地黄半斤補血　菟絲子半斤補精

右為細末酒糊為丸如梧桐子大每服五十丸人參湯下

此方治下部虚冷平補不熱不燥氣不順沉香湯下心氣虚茯苓湯下心經煩燥酸棗仁湯下小便少車前子湯下小便多益智湯下

二黄丸

黄德延曰夫人心生血血生氣氣生精精盛則鬚髮不白顔貌不衰可以延年益算其夭闕者多由服熱藥性燥不能滋生精血也予深燭此理以謂藥之滋補無出生熟二地黄天麥二門冬世人徒知服二地黄而不知以門冬為引導則服二地黄者徒過去爾生地黄生精血用天門冬引入所生之地熟地黄補血用麥門冬引入所補之地四味互相該說載於本草可考而知而又

以人參為通氣之主使五味併歸於心藥之滋補無出於此

生地黄　熟地黄　天門冬去皮　麥門冬去心各一兩

人參一兩

右五味為末煉蜜為丸如梧桐子大每服三十丸至五十丸空心温酒鹽湯下

此方常服十日明日十日不渴自此以往可以長生

予登真人之位此藥之功也

扶羸黑白丹

治年尊氣血虛耗精血少不能榮養經絡精神枯瘁行步戰悼筋脈緩縱目視茫茫

黑丹用麋茸去肰骨皮毛酒浸一宿酥炙令黄又用鹿茸事治如麋茸之法各等分并為細末酒糊為丸如梧子大

白丹用鐘乳粉一味糯米糊為丸

右用此二丹雜之而服如覺血少即多用黑丹如覺

氣不足即多用白丹溫酒或米飲吞下空心食前服

史丞相常服此二丹

還少丹

西川羅赤脚方大補心腎治一切虛敗心神耗散筋力

頓衰腰脚沉重肢體倦怠血氣羸乏小便昏濁服藥五

日頗覺有力十日精神爽健半月氣稍壯二十日耳目

聰明一月夜思飲食久服令人身體輕健筋骨壯盛怡

悅顏色婦人服之姿容悅澤大煖子宮去一切等疾

山藥 牛膝酒浸一宿焙乾各二兩 遠志 山茱萸 白茯苓
五味子 肉蓯蓉酒浸一宿切焙乾 石菖蒲 巴戟去心
楮實子 杜仲去粗皮薑汁幷酒塗 茴香各一兩 枸杞子 熟乾
地黃各半兩
右為細末煉蜜入棗肉為丸如梧桐子大每服三十
丸溫酒鹽湯下日進三服空心食前
看證候加減用藥身熱加山梔子一兩心氣不寧加
麥門冬子一兩精液少加五味子一兩陽氣弱加續

斷一兩

勝駿元

治老人元氣不足真氣虛弱及諸虛寒濕氣進襲手足拳攣屈伸不得筋脈不舒行步不隨常服益真氣壯筋骨治膚散一切風

附子一枚重八九錢重去皮臍 當歸一兩酒浸一宿 天麻酒浸 牛膝酒浸 酸棗仁炒 防風各一兩 熟地黃酒浸 沒藥別研 木香不見火 全蝎去嘴足稍尾 羌活 甘草炙 檳榔 萆薢炒 茯苓酒浸 破故

紙 巴戟各一兩 木瓜四兩 麝香二錢半別研 乳香半兩別研

右二十味除乳香沒藥麝香別研外擣羅為末用生地黃三斤淨洗研爛如泥入無灰酒四升爛煮如膏以前藥拌勻杵令堅每兩分作十丸每服一丸細嚼臨臥酒送下如服半月見効甚速無事人服此亦壯筋力行步如飛故名勝駿此藥專在地黃膏要熬得好惟春夏好合以有生地黃也若合半劑每味減半

此方黃謙仲傳於永福陳學諭

鱠虀散

老人脾胃久弱飲食全不能進兩服主効王醫繼先進

高廟方

附子七個炮 丁香 藿香葉 官桂 木香各三錢 人參半兩

右為末每服二大錢以尋常辣糊虀半盞熟調服用

匙挑服之

薑黃散

治老人脾泄

鷹爪黄連一兩斷作小段　生薑四兩淨洗和皮切

作骰子塊

右於銀器内同炒得薑焦黄色去薑以黄連碾為細

末臘茶清調下二錢不拘時吳興沈澧德裕傳

通利散

治老人秘澁

和劑方嘉禾散須用廣州增城縣隨風子

右每服三大錢水一盞半生薑三片棗二枚煎至七分入蜜一匙再煎去滓不拘時（御史謝尚書用光傳）

脾約元

治老人津液少大便燥小便澁其脾為約

大黃（二兩酒洗焙）　厚朴　枳殼　白芍藥（各半兩）　麻子仁（一兩微炒）　杏仁（三分）

右為末蜜丸如梧桐子大每服二十丸溫水下加至三十丸

磨積丸

治老人磨滯積去浮腫

厚朴 白薑 縮砂 胡椒 青皮 蒼术 麥芽

陳茱萸 肉桂不見火

右用醋同鹽煮再焙乾為細末酒糊為丸如梧桐子大每服十元日午或臨睡香附子煎湯吞下橘皮湯亦得此方老幼常服快脾進食

白芷丸

治老人氣虚頭暈

白芷 石斛 乾薑各一兩半 細辛 五味子 厚朴

肉桂 防風 茯苓 甘草 陳皮各一兩 白朮一兩一分

右為細末煉蜜丸如梧桐子大每服三十丸清米飲

下不饑不飽服郤致遠年八十有三有此疾得此方

數服即愈楊吉老傳

治眼昏夜光育神丸

養神明育精氣主健忘益智聰心補血不壅燥潤顏色

遠眎移時目不䀮䀮臟腑調適久服目光炯然神宇泰定語音清徹就燈永夜眼力愈壯并不昏澁不睡達旦亦不倦怠服兩三月後愈覺神清眼明志强力盛步履輕快體氣舒暢是藥之効常餌如飲食一日不可輟惟在修合洗濯潔淨藥材須件件正當不宜草率

熟地黄洗晒乾酒浸　遠志淨洗就砧上搥碎取皮去骨木　牛膝去蘆　兔絲子淨洗曬乾以酒浸別研如泥　枳殼淨洗去穣麩炒赤色　地骨皮須自取淨洗淨砧上搥打取皮　當歸淨洗曬乾焙亦得

以上七味各等分逐一秤過分兩平除地黄兎絲子別罷用酒浸其餘五味同剉細共入一鉢內或甕甕內若每件十兩都用第一等無灰濃酒六升同浸三宿取出文武火焙乾須試火令得所不可太猛恐傷藥性十分焙乾擣羅為末以兩手拌令十分匀煉蜜為丸如梧桐子大每服空心鹽酒下三十丸加至四五十丸亦不妨若不飲酒鹽湯亦得但不如酒勝煉蜜法冬五滾夏六七滾候冷以紙貼惹去沫丸後都

入微火焙少頃入甕收陳書林云黃牧仲司諫常服此藥晚年目視甚明因傳其方

李守愚取黑豆緊小而圓者侵晨以井花水吞二七粒謂之五藏穀到老視聽不衰

本草云熟地黃麥門冬車前子相雜治内障眼有効屢試信然其法細擣羅蜜丸如桐子大三藥皆美擣羅和合異常甘香真奇藥也

牢牙烏髭方

紹定壬辰江淮趙大使尅復盱眙時納合行省相公名買住來金陵予在趙監軍廳同會納合年逾七十鬢髮髭鬚皆不白質其所由謂吾國有行臺出典藩鎮髭鬚皓然數載歸朝而鬚髮皆黑人恠其異自序遇一方牢牙烏髭歲久得効因傳其方却不言分兩續乙巳年會張經歷朝請始得分兩云紫壺温尉序

旱蓮草二兩半 此草有二種一種是紫菊花爐火客用之此一種再就北人始識之本草中名鱧腸草孫

真人千金方名金陵草浙人謂之蓮子草其子若
小蓮蓬故也
芝麻華（三兩）此是壓油了麻枯餅是也
訶子（二十個并核剉）不蛀皂角（三錠）月蠶沙（二兩）青鹽（三兩半）蓋青
鹽吾鄉少且貴價只以食鹽代之但藥力減少
川升麻（三兩半最治牙疼）
右為末醋打薄糊為丸如彈子大撚作餅子或焙或
曬以乾為度先用小口甆瓶罐子將紙筋泥固濟曝

乾入藥餅在瓶内熇灰火中燒令烟出若烟淡時藥尚存性急取退火以黄泥塞瓶口候冷次日出藥旋取數丸旋研為末早晚用如揩牙藥以温湯灌漱使牙藥時須少候片時方始灌漱久用功莫大焉

烏髭方甚多此方頗為奇異故抄之

吾祖知縣承議公家傳常用牢牙方

荆芥不見火　土芎　細辛　當歸

右為末使時未可便用水漱須令藥氣入牙内良久

方漱為佳常用至老牙不動揺

東坡治脾節飲水説

脾能母養餘臟養生家謂之黄婆司馬子微著天隱子獨教人存黄氣入泥丸能致長生太倉公言安穀過期不安穀不及期以此知脾胃令固百疾不生近見江南一老人年七十三狀貌氣力如四五十人問其所得初無異術但云平生習不飲湯水耳常人日飲數升吾日減數合但只沾唇而已脾胃惡濕飲少胃疆氣盛液行

自然不濕或冐暑遠行亦不忿水此可謂至言不煩周
曼叔比得腫疾皆以利水藥去之中年以後一利一衰
豈可數乎當及今無病時力養胃氣若土能制水病何
由生向陳彦升云少時得此疾服當歸防已之類皆不
効服金液丹炙臍下乃愈此亦固冐助陽之意但火力
外物不如江南老人之術薑桂辣藥例能脹肺多為腫
媒不可服
陳書林云友人陳昊卿年六十二面色光澤扣之以

何道致此云常時絶不飲湯水雖汁亦少呷叅以坡公之説方審旲卿之言為信

飲食用暖

王玠客人嘗食道傍有一老人進言飲食須用暖蓋脾喜温不可以冷熱犯之惟暖則冷熱之物至脾皆温矣又因論飲食太冷熱皆傷陰陽之和晁氏客語

戒夜飲説

酒古禮也奉祭祀會賓親製藥餌禮有不可缺者用之

有時飲之有度豈可以為常而不知節哉禮經賔主百拜而酒三行者蓋重其道而不容輕故爾豈令人浮沉於其中乎予家祖父處世養生惟務淡薄皆享年八九十上下予自幼年性喜恬退今又七十餘矣飲酒止一二盞纔夜即睡明早即起居常既罕病且康健亦自知節戒之功然也人生天地間貧賤者多貴而富豈易得哉倘能戒夜飲順陰陽正寤寐保精氣使一身神識安寧百邪不侵安享天年豈不幸歟好生君子審而察之

此序見東氏經驗方不記何人所作

擦湧泉穴

其穴在足心之上濕氣皆從此入日夕之間常以兩足赤肉更次用一手握指一手磨擦數目多時覺足心熱即將脚指畧畧動轉倦則少歇或令人擦之亦得終不若自擦為佳陳書林云先公每夜常自擦至數千所以晚年步履輕便僕性懶每卧時只令人擦至睡熟即止亦覺得力鄉人鄭彥和自太府丞出為江東倉足弱不

能陞辭樞筦黃繼道教以此法踰月即能拜跪霅人丁邵州致遠病足半年不能下牀遇一道人亦授此法久而即愈令筆於冊用告病者豈曰小補之哉

東坡云揚州有武官侍真者官於二廣十餘年終不染瘴面色紅膩腰足輕快初不服藥唯每日五更起坐兩足相向熱磨湧泉穴無數以汗出為度歐公平生不信仙佛笑人行氣晚年云數年來足瘡一點痛不可忍有人傳一法用之三日不覺失去其法重足

坐閑目握固縮穀道搓颺為之兩足如氣毬狀氣極即休氣平復為之日七八得暇即為乃般運捷法也文忠痛已即廢若不廢當有益又與王定國書云摩脚心法定國自已行之更請加二不廢每日飲少酒調節飲食常令胃氣壯健湧泉穴在足心陷者中屈足卷指宛宛中足少陰脈所出為井地

擦腎腧穴

陳書林云余司藥市倉部輪差諸軍請米受籌鄉人張

成之為司農丞監史同坐時冬嚴寒余一二刻間兩起便溺問曰何頻數若此答曰天寒自應如是張云其不問冬夏只早晚兩次余謟之曰有導引之術乎曰然余曰旦夕當北面因暇專往叩請荷其口授曰其先為李文定公家堦妻弟少年遇人有所得遂教小訣臨卧時坐於牀垂足解衣閉氣舌柱上腭目視頂仍提縮穀道以手摩擦兩腎腧穴各一百二十次以多為妙畢即卧如是三十年極得力歸禀老人老人行之旬日云真是

奇妙亦與親舊中篤信者數人言之皆得効令以告修鍊之士云

東坡酒經

東方之氓以糯與秔雜以卉藥而為餅嗅之香嚼之辣揣之枵然而輕此餅之良者也吾始取麫而起肥之和之以薑液烝之使十裂繩穿而風戾之愈久而益悍此麴之精者也米五斗為率而五分之為二斗者一為五升者四三斗者以釀五升者以投三投而止尚有五升

之羸也始釀以四兩之餅而每投以二兩之麴皆澤以少水足以散解而勻停也釀者必甕按而井泓之三日而井溢此吾酒之萌也酒之始萌也甚烈而微苦蓋三投而後平也凡餅烈而麴和投者必屢嘗而增損之以舌為權衡也既溢之三日乃投九日三投通十有五日而後定也既定乃注以斗水凡水必熟而冷者也凡釀與投必寒之而後下此炎州之令也既水五日乃篘得三斗有半此吾酒之正也先篘半日取所為羸者為粥

米一而水三之揉以餅麴凡四兩二物并也投之糟中熟攪而再釀之五日壓得斗有半此吾酒之少勁者也勁正合為四斗又五日而飲則和而力嚴而猛也篘之不旋踵而粥投之少留則糟枯中風而其酒病也釀久者酒醇而豐速者反是故吾酒三十日而成也

洪內翰曰此文如太牢八珍咀嚼不嫌於致力則真味愈雋永令附編與耆英喜文章者玩之

歐公醉翁亭記用二十一也字此經用十六也字每

一也字上必押韻暗寓於賦而讀之者不覺其激昂淵妙殊非世間筆墨所能形容也

仲長統樂志論

使居有良田廣宅背山臨流溝池環匝竹木周布場圃築前果園樹後舟車足以代步涉之難使令足以息四體之役養親有兼珍之膳妻孥無苦身之勞良朋萃止則陳酒肴以娛之嘉時吉日則烹羔豚以奉之躊躇畦苑遊戲平林濯清水追涼風釣遊鯉弋高鴻諷於舞雩

之下詠歸高堂之上安神閨房思老氏之玄虛呼吸精和求至人之彷彿與達者數子論道講書俯仰二儀錯綜人物彈南風之雅操發清商之妙曲逍遥一世之上睥睨天地之間不受當時之責永保性命之期如是則可以凌霄漢出宇宙之外矣豈羨夫入帝王之門哉

照袋

王少保仁裕每天氣和暖必乘小駟從三四蒼頭攜照袋貯筆硯韻畧刀子箋紙并小樂器之類名園佳墅隨

意所適照袋以烏皮為之四方有蓋并襻五代士人多用之偶閲此事寓筆於兹視沈存中遊山之具尤為簡便

處方

人有常言看方三年無病可治治病三年無藥可用噫有是哉余近苦脚膝酸疼吕惠卿處以經進地仙丹連服三日而愈由是知天下無不可治之病醫書無不可用之方特在於遇醫之明不明耳地仙丹見前第十八方

食治方

凡飲養陽氣也凡食養陰氣也天產動物地產植物陰陽稟質氣味渾全飲和食德節適而無過則入於口達於脾胃入於鼻藏於心肺氣味相成陰陽和調神乃自生蓋精順五氣以為靈若食氣相惡則傷其精形受五味以成體若食味不調則傷其形陰勝則陽病陽勝則陰病所以謂安身之本必資於食不知食宜不足以存生古之别五肉五果五菜必先之五穀以夫生生不窮莫如五穀為種之美也茍明此道安臓腑資血氣悅神

爽志平痾去疾何待於外求哉孫真人謂醫者先曉病源知其所犯以食治之食療不愈然後命藥陳令尹書食治之方已備續編糜粥之法已詳此卷所編諸酒諸煎諸食治方有草木之滋焉老人平居服食可以養壽而無病可以消患於未然臨患用之可以濟生而速効也

食治諸方不特老人用之少壯者對證療病皆可通用貟陰抱陽有生所同食味和調百疾不生保生永

年其功則一

真一酒

米麥水三一而已此東坡先生真一酒也

撥雪披雲得乳泓蜜蠭又欲醉先生真一色味頗類予在黄州日所醖蜜酒也稻垂麥仰陰陽足器潔泉新表裏清曉日着顔紅有暈春風入體散無聲人間真一東坡老與作青州從事君

東坡云予在白鶴新居鄧道士忽扣門時已三鼓家

人盡寢月色如霜其後有偉人衣桄榔葉手携斗酒
丰神英發如呂洞賓曰子嘗真一酒乎就坐三人各
飲數杯擊節高歌袖出一書授予乃真一法及修養
九事其末云九霞仙人李靖既出恍然

桂酒

楚辭曰奠桂酒兮椒漿是桂可以為酒也有隱居者
以桂酒方教吾釀成而玉色香味超然非世間物也
搗香篩辣入缾盎盎春溪帶雨渾收拾小山藏社

甕指呼明月到芳樽酒材已遣門生致菜把仍叨地主恩爛煮葵羮斟桂醑風流可惜在蠻村

天門冬酒

醇酒一斗六月六日麯末一升好糯米五升作飯天門冬煎五升米須淘訖曬乾取天門冬汁浸先將酒浸麯如常法候炒飯適寒溫用煎和飲令相入投之春夏七日勤看勿令熱秋冬十日熟

庚辰歲正月十二日天門冬酒熟予自漉之且漉且

嘗遂以大醉

自撥牀頭一甕雲幽人先已醉奇芬天門冬熟新年

喜麴米春香并舍聞菜圃漸疏花漠漠竹扉斜掩雨

紛紛擁裘睡覺知何處吹面東風散縠紋

山藥酒

補虛損益顏色用薯蕷於砂盆中細研然後下於銚中

先以酥一大匙熬令香次旋添酒一盞攪令勻空心飲

之

川人黄蒿峯次辰冬月霜晨常以待客

又方治下焦虛冷小便數瘦損無力生薯藥半斤刮去皮以刀切碎研令細爛於鐺中着酒酒沸下薯不得攪待熟着鹽葱白更添酒空腹飲三二盞妙

菖蒲酒

通血脉調榮衛主風痺治骨立痿黄醫所不治者服一劑經百日顔色豐足氣力倍常耳目聰明行及奔馬髮白更黑齒落再生晝夜有光延年益壽久服得與神通

菖蒲

右搗絞取汁五斗糯米五斗炊熟細麴五斤搗碎相拌令勻入甕覆密蓋三七日即開每溫服一中盞日三

又方菖蒲三斤薄切日中曬令極乾以絹囊盛之玄水一斗清者玄水者酒也懸此菖蒲密封閉一百日出視之如緑菜色以一斗熟黍口內中封十四日間出飲酒則三十六種風有不治者悉効

又方

菖蒲一斗細剉蒸熟 生木一斗去皮細剉

右二味都入絹袋盛用清酒五斗入不漏甕中盛密封春冬二七秋夏一七日取開每温飲一盞日三令人不老强健面色光澤精神

菊花酒

壯筋骨補體延年益壽耐老

菊花五升 生地黄五升 枸杞子根五斤

右三味都擣碎以水一石煮出汁五斗炊糯米五斗細麴碎令勻入甕内密封候熟澄清每温服一盞東坡云菊黄中之色香味和正花葉根實皆長生也又云仙姿高潔宜通仙靈

紫蘇子酒

紫蘇子微炒一升 清酒三斗

右擣碎以生絹袋盛納於酒中浸三宿少少飲之日華子云蘇子主調中益五臟下氣補虚肥健人潤心

肺消痰氣

枸杞子酒

明目駐顏輕身不老堅筋骨耐寒暑療虚羸黄瘦不能食服不過兩劑必得肥充無所禁斷

枸杞子五升乾者搗 生地黄切三斤 大麻子五升搗碎

右先搗麻子令熟攤去熱氣入地黄枸杞子相和得所紗生絹袋中以酒五斗浸之密封春夏七日秋冬二七日取服多少任意令體中微有酒力醺醺為妙

諺云去家千里勿食蘿摩枸杞此言其補益精氣强盛隂道久服令人長壽葉和羊肉作羹益人

朮酒

朮三十斤去黑皮淨洗搗碎以東流水三石於不漏罋中漬之二十日壓漉去滓以汁於甕罌中盛貯夜間候流星過時抄自己姓名置於汁中如是五夜其汁當變如血旋取汁以浸麴如家醖法造酒酒熟任性飲之十日萬病除百日髮白再黑齒落更生面有光澤久服延

年不老忌桃李蛤肉服此酒者真康節所謂頻頻到口微成醉拍拍滿懷都是春也

蘇合香酒

蘇合香丸有腦子者炙去腦子

右用十分好醇酒每夜將五丸浸一宿次早温服一杯除百病辟四時寒邪不正之氣舊酒尤佳

醉鄉寶屑

經進八仙散

壯脾進食令人飲酒不醉宣和初華山貢士張老人號為鐵翁居士入山採藥遇道人在石巖坐共酌約有八人手中各出一物亦令張翁坐與少酒飲飲數杯各賜手中之物張翁熟視之乃八味藥也兼求其方名曰八

仙剉散

乾葛（紋細嫩有粉者）　白豆蔻（去皮殼）　縮砂仁（實者）　丁香（大者以上各半兩）

甘草（粉者一分）　百草煎（一分）　木瓜（鹽窨加倍用）　燒鹽（一兩）

右件八味共細剉人不能飲酒者只抄一錢細嚼溫

酒下即能飲酒醉鄉寳屑無如此方之妙

丁香餅子

温胃去痰解酒進食寛中和氣仍治積滯不消心腹堅脹痰逆嘔噦噫酢呑酸脇肋刺痛胸膈痞悶反胃惡心等證

半夏湯泡二兩 白茯苓去皮一兩 丁香半兩不見火 白朮一兩炒 川白薑一兩炮 甘草一兩炙 白扁豆用薑汁浸蒸熟焙一兩 橘紅二兩去白膜汁浸一宿焙

右為細末用生薑汁煮薄麪糊為餅如大棊子大每服一餅細嚼生薑湯下不以時

柑皮散　治酒毒煩渴或醉未醒

柑子皮二兩洗焙乾

右一味搗羅為散每服三錢匕水一盞煎三五沸温服或入少鹽末沸湯點未効再服

石膏湯

治飲酒過多大醉難醒

石膏五兩 葛根剉 生薑細切各半兩

右剉如麻豆大每服五錢七水二盞煎至一盞去滓

温服不拘時候

解酒

葛花一兩

右擣為散沸湯點一大錢七不拘時亦可煎服

又方葛根細剉作麄末每服三錢水一盞煎去滓温

服

又方乾桑椹二合用酒一升浸一時久取酒旋飲之即解

大寒凝海惟酒不氷酒大熱不可多飲邵康節詩又云斟有淺深存燮理飲無多少繫經綸在老人斟酌

問何如耳

諸煎

地黄煎

每年十月用生地黄十斤浮洗漉出一宿後擣壓取汁

鹿角膠一大斤半生薑半斤絞取汁蜜二大斤酒四升以文武火煎地黃汁數沸即以酒研紫蘇子濾取汁下之入煎二十沸已來下膠膠盡下酥蜜同汁煎良久候稠如餳貯潔器中凌晨取一匕以溫酒調服之

東坡荅滕達道書蒙惠地黃煎扶衰之要藥若續寄為幸又與翟東玉書云藥之膏油者莫如地黃啖老馬皆復為駒吾晚學道血氣衰耗如老馬矣欲多食生地黃而不可得也此藥以二八月採者良

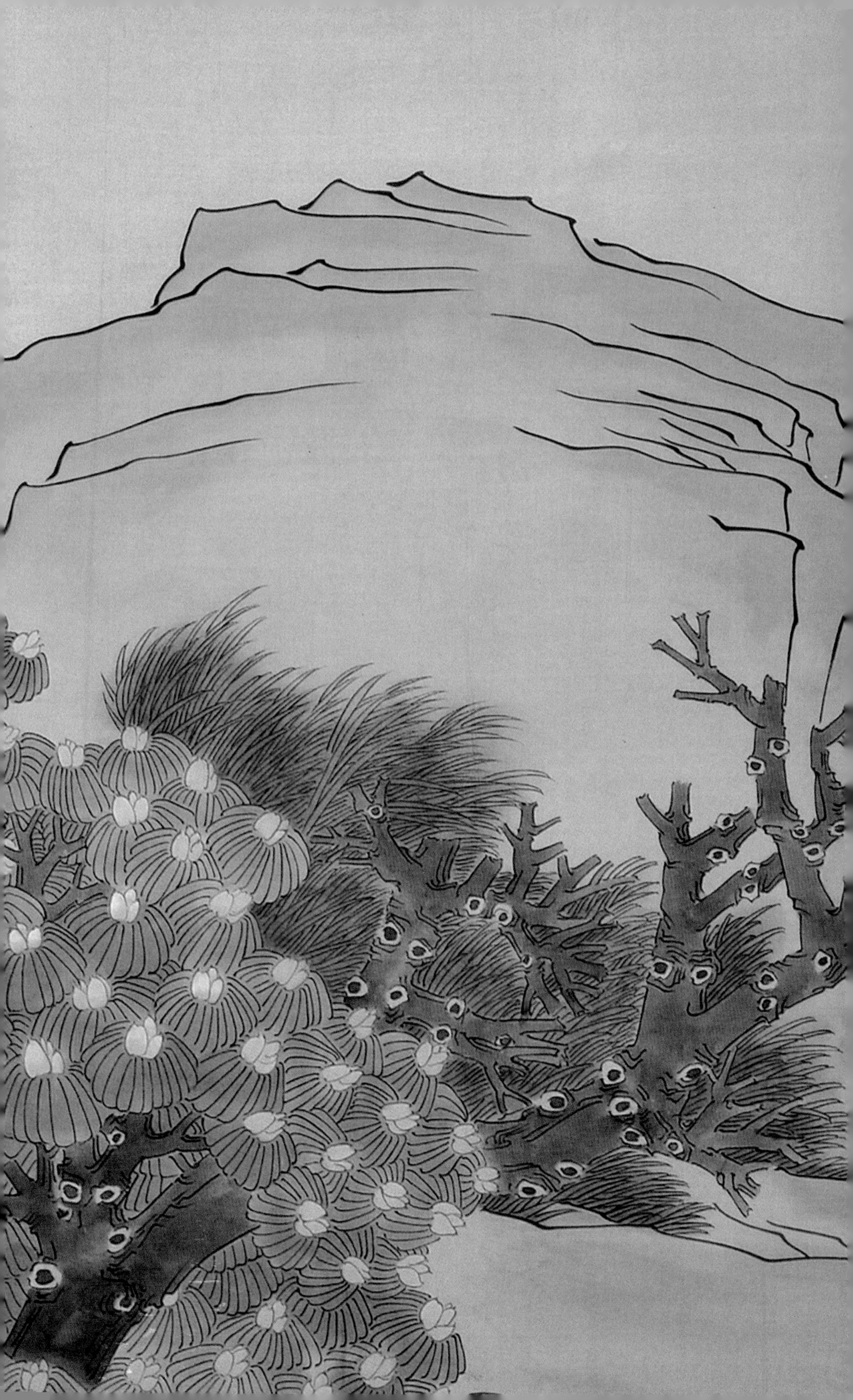

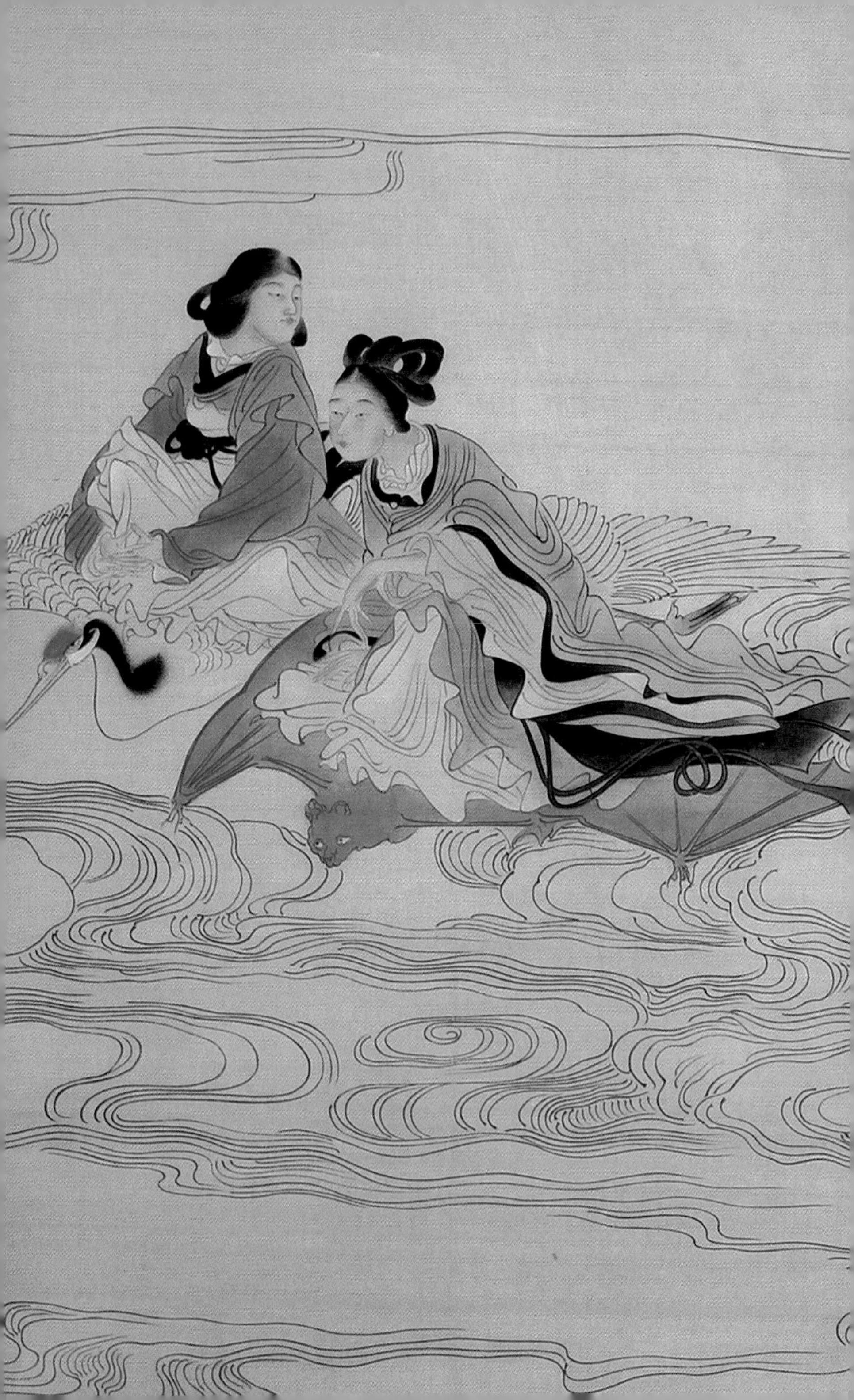

金櫻子煎

經霜後以竹夾子摘取於木臼中轉柞却刺勿損之擘為兩片去其子以水淘洗過爛擣入大鍋以水煎不得絶火煎約水耗半取出澄濾過仍重煎似稀餳每服取一匙用煖酒一盞調服其功不可具載

沈存中云金櫻子止遺泄取其温且澁世之用者待紅熟取汁熬膏大誤也紅熟則却失本性令取半黄時採為妙十一月十二月採佳

本草云療脾泄下痢止小便利澀精氣久服令人耐寒輕身方術多用之

金髓煎

枸杞子不拘多少逐日旋採摘紅熟者去嫩蔕子揀令潔淨便以無灰酒於淨罌浸之須是甕用酒浸以兩月為限用蠟紙封閉緊密無令透氣候日數足漉出於新竹罌内盛貯旋於沙盆中研令爛細然後以細布濾過候研濾皆畢去滓不用即并前漬藥酒及濾過藥汁攪

匀量銀鍋内多少升斗作番次慢火熬成膏切須不住手用物攪恐粘底不匀候稀稠得所然後用净瓶罐盛之勿令泄氣每早晨温酒下二大匙夜卧服之百日中身輕氣壯積年不廢可以延壽

茯苓煎

白茯苓五斤去黑皮檮篩以熟絹囊盛於三斗米下蒸之米熟即止曝乾又蒸如此三過乃取牛乳二斗和合着銅罐中微火煮如膏收之每食以竹刀割取隨性任

飽服之則不饑如欲食先煮葵菜汁飲之任食無礙

又方

養老延年服茯苓方華山鋌子茯苓研削如棗許大令四方有角安於新甆瓶内以好酒浸以三重紙封其頭候百日開其色當如餳糖可日食二塊百日後肌體潤澤服一年後可夜視物久久服之腸化為筋可延年耐老面若童顔

本草茯苓補五勞七傷安胎暖腰膝開心益智止健

忌忌醋及酸物

補骨脂煎

唐鄭相公為南海節度七十有五越地㬧濕傷於内外衆疾俱作陽氣衰絶乳石補益之藥百端不應有訶陵國船主李摩訶獻此方經七八日覺其功神驗自爾常服之其方用破故紙十兩揀洗為末用胡桃肉去皮二十兩研如泥即入前末更以好煉蜜和匀如飴盛甆罐中旦日以溫酒化藥一匙服之不飲酒者溫熱水化下

彌久則延年益氣悅心明目補添筋骨但禁食芸薹羊血

五味子煎

五味子紅熟時採得蒸爛研取汁去子熬成稀膏量酸甘入蜜再火上待蜜熟候冷罷中貯作湯肺虛寒人可化為湯時時服作果可以寄遠

五味皮肉甘酸核中辛苦有鹹味此則五味具也移門子服之十六年色如玉女入水不霑入火不灼

本草云主益氣欬逆上氣勞傷羸瘦補不足强陰益精養五臟除熱生陰中肌入藥生曝不去子

薄荷煎

消風熱化痰涎利咽膈清頭目

龍腦薄荷葉一斤　川芎三兩　桔梗五兩去蘆

甘草四兩　防風三兩　縮砂仁三兩

右為末煉蜜為劑此藥看之甚可忽用之大有功倉卒之中亦可應手解利

治遍身麻痹百節酸疼頭昏目眩鼻塞腦痛語言聲重項背拘急皮膚瘙痒或生癮疹及治肺熱喉腥脾熱口甜膽熱口苦又治鼻衂唾血大小便血出及脱着傷風并沐浴後風并可服之

兩眼暴赤腫痛可以生薄荷取汁更調此藥令稀貼兩太陽臨睡更貼上下兩眼瞼次日即散

治腸風下血可用此藥二貼和雪糕圓如梧桐子大作二服空心熟水下即止

麥門冬飲

東坡詩云一枕清風直萬錢無人肯買北窻眠開心暖胃門冬飲知是東坡手自煎

本草云麥門冬根上子也安䰟定魄止渴肥人治心肺虚熱并虚勞客熱頭痛亦可取苗作熱水飲之

陶隱居云以四月採冬月作實如青珠根似穬麥故謂麥門冬以肥大者為好用之湯澤抽去心不爾令人煩

甘露飲

常服快利胸膈調養脾胃快進飲食

乾餳糟頭（酢者六分）生薑（四分洗净和皮）

右相拌擣爛捏作餅子或焙或曬令乾每十兩用甘草二兩炙同碾羅為末每服二錢入少鹽沸湯點不拘時候

此方專治翻胃嘔吐不止飲食減少常州一富人病翻胃往京口甘露寺設水陸泊舟岸下夢一僧持湯

一杯與之飲罷猶記其香味便覺胸膈少快早入寺知客供湯乃是夢中所飲者胸膈尤快遂求其方修製數十服後疾遂痊名曰觀音應夢散予得之常以待賔易名曰甘露飲在臨汀治一書吏旋愈切勿忽之

糯米糕

治小便數用純糯米糕一掌大臨卧炙令軟熟啖之仍以温酒下不能飲温湯下坐行良久待心間空便睡蓋

糯稻能縮水凡人夜飲酒者是夜輒不尿此糯之力也

又方有人渴用糯禾稈斬去穗及根取其中心浄罷中燒作灰每用一合許湯一碗沃浸良久澄去滓乘渴頓飲之此亦糯稻縮水之力也

杏仁粥

杏仁二兩去皮尖皮 猪肺一具去管和研令爛如糊

右用瓦瓶煮粥令熟却將甆碗放火上炙令熱以猪肺糊在碗内便瀉粥蓋之更以熱湯抵令熱後服之

大能補肺氣

人參粥

人參半兩為末 生薑半兩取汁

右二味以水二升煑取一升入粟米一合煑為稀粥

覺饑即食之治反胃吐酸水

枸杞葉粥

枸杞葉半斤細切 粳米二合

右二味於石罨中相和煑作粥以五味末葱白等調

和食之

燒肝散

治男子婦人五勞七傷胸膈滿悶飲食無味脚膝無力大腸虛滑口内生瘡女人血氣并宜服之

肉豆蔻三個和皮 官桂 香白芷 當歸 破故紙 人參 茯苓 桔梗各半兩

右為末每服四錢半羊肝四兩作片糝藥在上以紙裹後用南粉塗文武火煨熟米飲嚼下

參歸腰子

治心氣虛損

人參半兩細切　當歸半兩上去蘆下去細者取中段切　猪腰子一隻

右以腰子用水兩碗煮至一盞半將腰子細切入二味藥同煎至八分喫腰子以汁送下有喫不盡腰子同上二味藥滓焙乾為細末山藥糊為丸如梧桐子大每服三五十丸此藥多服為佳

崑山神濟大師方猷張魏公丞相韓子常知府閣中

服之有効

平江醫者丁御幹謂葛樞密云此藥本治心氣怔忡而自汗者不過一二服即愈蓋奇藥也

甲乙餅

治痰喘嗽咳

杏仁一兩去皮尖　牡礪粉一兩同杏仁炒黄色　青黛一兩

右研匀入蠟一兩鎔搜丸如彈子大捏作餅每用一餅合日柹中濕紙裹煨約藥鎔方取出火毒細嚼糯

米飲送下

茯苓麨

東坡與程正輔書云舊苦痔疾二十一年今忽大作百藥不効欲休粮以清淨勝之而未能令斷酒肉與鹽酪醬菜凡有味物皆斷又斷粇米飯惟食淡麨一味其間更食胡麻茯苓麨少許取飽胡麻黑脂麻是也去皮九蒸曝白茯苓去皮入少白蜜為麨雜胡麻食之甚美如此服食多日氣力不衰而痔漸退又云既絕肉五味只

知此麪及淡麪更不消别藥百病自去此長年之真訣但易知而難行爾

蘿蔔菜

治酒疾下血旬日不止

生蘿蔔

右一味揀稍大圓實者二十枚留上青葉寸餘及下根用甆瓶取井水煮令十分爛熟薑米淡醋空心任意食之立止用銀罷重湯煮尤佳

羊肺羹

治小便頻數下焦虚冷

羊肺一具細切 羊肉四兩細切

右二味入五味作羹空腹食之

又方

生山芋半斤削去皮 小豆葉嫩者一斤

右二味豉汁中入五味煮羹食之

又方

生山芋半斤削去皮 薤白切一握

右二味以豉汁煮羹入五味如常法空腹食之

又方　生山芋半斤削去皮

右柏碎慢火煎酒二升候酒沸旋下山芋入鹽椒葱白空腹飲之

百合

治肺藏壅熱煩悶

新百合四兩

右用蜜半盞和蒸令軟時時含一棗大嚥津服之

黄精

餌黄精耐老不饑其法可取甕子去底釜上安頓令得
所盛黄精令滿密蓋蒸之令氣溜即暴之第二遍蒸之
亦如此九蒸九暴凡生時有一碩熟有三四斗方好蒸
之不熟則刺入咽喉既熟暴乾不爾朽壞食之甘美補
中益氣安五臟潤心肺輕身延年饑歲可以與老小休
粮食療云根葉花實皆可食之但相對者是不對者名
扁精不可食

金櫻子丸

補腎祕精止遺泄去白濁牢關鍵神妙

金櫻子一升槌碎入好酒二升銀罐内熬之候酒乾至一升以下去滓再熬成膏

桑白皮一兩炒 雞頭粉半兩夏採日乾 桑螵蛸一分酥炙 白龍骨半兩燒赤為末 蓮花鬚二分

右為末入前膏子搜為丸如梧桐子大空心鹽湯溫酒下三十丸如丸不就即用酒麪糊為之

青娥丸

治腎氣虛弱腰痛俛仰不利祕精大益陽事老人服此

顏色還童少年服此行步如飛

破故紙十兩以水淘過用香油炒如臟腑虛冷麥麩炒杜仲五兩須是六兩方得五兩剉如穀子大麥麩炒黃色胡桃仁五十個以糯米粥相拌臼內搗五六百下只用此粥為丸

右丸如梧桐子大每服三十丸空心鹽湯下

此方趙進道從廣州太守處得之久服大有神効遂作詩一絕以紀其功十年辛苦走邊隅造化工夫信不虛奪得風光歸掌內青娥不笑白髭鬚

服椒法

書林陳曄括為之歌

青城山老人服椒得妙訣年過九十餘貌不類期耋再拜而請之忻然為我說蜀椒二斤淨揀去梗核及閉口者淨秤解鹽六兩潔其色青白龜背者良研細糝鹽慢火煮煮透滚菊末糝鹽在椒上用滚湯泡過椒五寸許經宿以銀石器慢火煮止留椒汁半盞掃乾地鋪淨紙傾椒在紙上覆以新盆封以黃土經宿取置盆內將乾菊花末六兩拌滚令勻更灑所餘椒汁然後攤於篩子內眼乾菊須花小色黃葉厚莖紫氣香味甘名曰甘菊蕋可作羹者為真陰乾為末初服十五圓早晚不可輟每月漸漸增累之至二百初服之月早十五粒晚如之次月早晚各二十粒第三月增十

粒至二百粒止鹽酒或鹽湯任君意所歡服及半年間胸膈微覺塞每日退十圓還至十五粒俟其無礙時數服如前日服半年後覺胸膈間橫塞如有物礙即每日退十粒退至十五粒止俟其無礙所服仍如前常令氣熏蒸否則前功失須終始服之令椒氣早晚熏蒸如一日不服則前功俱廢矣飲食蔬果等并無所忌節一年效即見容顏頓悅澤目明而耳聰鬚烏而髮黑補腎輕腰身固氣益精血椒溫鹽亦溫菊性去煩熱四句方可服服之幸毋忽逮至數十年功與造化埒耐老更延年不知幾歲月四十歲方可服若四十歲

服至老只如四十歲人顔容此其驗也嗜慾若能忘其効尤卓絶我欲世人安作歌故怛切

服豨薟法

豨薟俗呼火忺草春生苗葉秋初有花秋末結實近世多有單服者云甚益元氣蜀人服之法五月五日六月六日九月九日採其葉去根莖花實凈洗曝乾入甑中層層灑酒與蜜蒸之如此九過則已氣味極香美熬擣篩蜜元服之云治肝腎風氣四肢麻痹骨間疼腰膝無

力亦能行大腸氣張乖崖詠進表云誰知至賤之中乃有殊常之効臣喫至百服眼目輕明至千服髭鬚烏黑筋力較健効驗多端陳書林經驗方叙述甚詳療諸疾患各有湯使令人採服一就秋花成實後和枝取用灑酒蒸曝杵臼中舂為細末揀蜜為丸以服之

婦人小兒食治方

陳令尹書精細狠好處在食治諸方然老人晚景兒孫眷輯團欒侍奉諸婦妊娠望得雄之喜諸孫襁褓快含

飴之樂其間或有疾疾者在目前豈不縈懷余疇昔聞見所抄有婦人小兒食治諸方用之良驗令附益於編末亦以資孝養閱覽且以備用云

血氣諸方

地黄粥

治婦人血氣不調

生地黄汁二合 粟米一合 粳米一合 訶黎勒炮去核為末半兩 鹽花少許

右以水三升先煮二米將熟次入訶黎勒末地黄汁鹽花攪勻煮令稀稠得所分二服

猪肚粥

治婦人腹脇血癖氣痛衝頭面熻熻嘔吐酸水四肢煩熱腹脹

白术二兩 檳榔一枚 生薑一兩半切炒

右三味粗擣篩以猪肚一枚治如食法去涎滑納藥於肚中縫口以水七升煮肚令熟取汁入捜米及五

味同煮粥空腹食之

羊肉麪棊子

治婦人血氣癖積臟腑疼痛泄瀉

小麥麪四兩肉豆蔻去殻為末畢撥為末胡椒為末蜀椒去目并閉口炒出汗各一錢末

右五味拌勻以水和作棊子用精羊肉四兩細切炒令乾下水五升入葱薤白各五莖細切依常法煮肉以鹽醋調和候熟濾去肉將汁煮棊子空腹熱食之

猪腎碁子

治婦人血積久憊冷氣心腹常疼

小麥麪四兩 良薑末 茴香末 肉蓯蓉去皮炙為末 蜀椒各一錢末

獖猪腎一對去脂膜切如菉豆大

右六味除腎外以水洗切作碁子先將腎以水五碗煮次入葱薤白各少許候腎熟以五味調和如常法入藥碁子再煮令熟分三次空腹食之

半夏撥刀

治婦人痓癖血氣口吐酸水

大麥麪四兩　半夏湯洗去滑盡炒半兩為末　桂去粗皮一錢為末

右三味同以生薑汁并米醋少許和切作撥刀熟煮如常法空心食之

妊娠諸病

麥門冬粥

治妊娠胃反嘔逆不下

生麥門冬去心淨洗切碎研爛絞汁取一合　白粳米淨淘二合　薏苡仁揀淨

去土一合生地黃肥者四兩淨洗切碎研爛絞汁三合生薑汁一合

右以水三盞先煮煎粳米薏苡仁二味令百沸次下地黃麥門冬生薑三味汁相合煎成稀粥空心溫服如嘔逆未定晚後更煮食之

生地黃粥

治妊娠下血漏胎

生地黃汁一合糯米淨淘一合

右先將糯米煮作粥熟後下地黃汁攪調勻服之每

日空腹服

陳橘皮粥

治妊娠冷熱氣痛連腹不可忍

陳橘皮湯浸去白焙一兩 苧麻根刮去土曝乾一兩 良薑末三錢 白粳米揀淨半合

右四味除粳米外擣羅為散每服五錢匕先以水五盞煎至三盞去滓入粳米半合鹽一錢煮作粥食之空心一服至晚更一服

豉心粥

治諸種瘧疾寒熱往來

豆豉心二合以百沸湯泡細研　莊蒟去苗二錢末　桃仁湯浸去皮尖研三十個

右先將豆豉心桃仁以白米三合水半升同煮為粥臨熟入莊蒟末攪勻食之

阿膠粥

治妊娠胎動不安

阿膠一兩搗碎炒令黄燥搗為末　糯米

右先將糯米煮粥臨熟下阿膠攪勻溫食之

鹿頭肉粥

治妊娠四肢虛腫喘急脹滿

鹿頭肉半斤 蔓荆子去土一兩 良薑 茴香炒令香各半兩

右四味除鹿肉外擣羅為末每服四錢七先將水五盞煮鹿肉候水至三盞去肉下白米一合同藥末候米熟下五味調和得所分作三服一日食盡

鯉魚粥

治妊娠安胎

鯉魚一尾治如食法 糯米一合 葱二七莖細切 豉半合

右以水三升煮魚至一半去魚入糯米葱豉煮粥食之

葱粥

治妊娠數月未滿損動

葱三莖 糯米三合

右以葱煮糯米粥食之如産後血用之亦効

竹瀝粥

治妊娠常若煩悶

淡竹瀝三合 粟米三合

右以水煮粟米成粥臨熟下竹瀝更煎令稀稠得所溫食之

苧麻粥

治妊娠胎不安腹中疼痛宜常食

生苧麻根一兩淨洗煮取汁二合 白糯米二合 大麥麪一合 陳橘皮

浸去白炒半兩末

右四味以水同煮為粥令稀稠得所熟後入鹽少許平分作二服空腹熟食之

鯉魚羮

治妊娠傷動胎氣不安

鮮鯉魚一頭理如食法 黄芪剉炒 當歸切焙 人參 生地黄各半兩 蜀椒十粒炒 生薑一分 陳橘皮湯浸去白一分 糯米一合

右九味剉八味令勻細納魚腹中用綿裹合以水三

升煮魚熟將出去骨取肉及取魚腹中藥同為羹下少鹽醋熟啜汁喫極効

黃雞臛

治妊娠四肢虛腫喘急兼嘔逆不下

黃雄雞一隻去頭足及皮毛腸胃等洗淨去血脉於沸湯中掠過去腥水　良薑一兩　桑白皮刮淨剉一兩半　黃耆揀剉一兩

右四味剉後三味與雞同煮候雞熟去藥取雞留汁將雞細擘去骨將汁入五味調和入雞肉再煮令滋

味相入了隨性食之不計早晚不妨別服藥餌

雞子羹

治妊娠胎不安

雞子一枚 阿膠一兩 炒令燥

右取好酒一升微火煎膠令消後入雞子并鹽一錢和之分作三服相次食之

山芋麪

治妊娠惡阻嘔逆及頭痛食物不下

生山芋一尺於沙盆内研令盡以葛布絞濾過　苧麻根一握去皮爛搗碎

右研勻入大麥麪三兩和溲細切如棊子大於葱薤羮汁内煮熟旋食之

又方

木瓜一枚大者切　蜜二兩

右二味於水中同煮令木瓜爛於沙盆内細研入小麥麪三兩溲令相入薄捍切為棊子每日空心用白沸湯煮强半盞和汁淡食之

雞肉索餅

治妊娠養胎藏及治胎漏下血心煩口乾

丹雄雞一隻取肉去肚作臛 白麪一斤

右二味溲麪作索餅和臛任意食之

雞子酒

治妊娠血下不止

雞子五枚取黄

右取好酒一盞同煎如稀餳頓服之未差更作服之

以差為度

小豆飲

治妊娠漏胎血盡子死

赤小豆半斤　蜀椒去目并閉口炒出汗十四枚　烏雌雞一隻理如食法

右三味以水二升同煮令熟取汁時時飲之未差更

作服之

葱豉湯

治妊娠傷寒頭痛

豉一合 葱白一握去根切 生薑一兩半

右以水一大盞煮至六分去滓分二服

產後諸病

論曰妊娠者十月既足百骨皆坼肌肉開解然後能生百日之内猶名產母時人將調一月便為平復豈不謬乎若飲食失節冷熱乖理血氣虚損因此成疾藥餌不和更增諸病令宜以飲食調治為良

鮑魚羹

治産後乳汁不下

鮑魚肉半斤細切　麻子仁一兩半別研　葱白三莖切碎　香豉半合別研

右先將水三升煮魚肉熟後入後三味煮作羮任意食之

猪蹄粥

治産後乳汁不下

母猪蹄一隻治如食法以水三盞煮取二盞去蹄　王瓜根洗切　木通剉碎　漏蘆去蘆頭各一兩

右四味除猪蹄汁外粗擣篩每服三錢七以煮猪蹄汁二盞先煎藥至一盞半去滓入葱豉五味等幷白米半合煮作粥任意食之

猪蹄羮

治産後乳汁不下

母猪蹄二隻淨洗剉 木通一兩半剉作寸段

右先將木通以水五升煎取四升去木通和猪蹄入五味如常法煮羮任意食

又方

猪蹄一具洗剉 粳米一合淨淘

右用不拘多少入五味煮作羮任意食作粥亦得

牛肉羮

治産後乳無汁

牛㿜肉淨洗切作小片

右用水煮爛入五味如常法煮作羮任意食之

鹿肉臛

治産後乳無汁

鹿肉四兩洗切

右用水三碗煮入五味作臛任意食之

三肉臛

治産後乳汁不下

黿肉二兩洗切　羊肉三兩洗切　麞肉三兩洗切

右用水不拘多少入五味煮為臛食之

蘇麻粥

治婦人產後有三種疾鬱冐則多汗汗則大便祕故難於用藥惟此粥最佳且穩

紫蘇子　大麻子　二味各半合淨洗研極細用水再研濾汁二盞分二次粥啜

右此粥不獨產後可服大抵老人諸虚久風祕皆得力當有一貴人母年八十四忽腹滿頭疼惡心不能食醫家供補脾進食治風清頭目藥數日疾益甚懇予辨之予曰誤矣此老人風祕藏府壅滯聚膈中則腹脹惡心不喜食至巔頭痛神昏如得藏府流暢諸

疾悉去予進此而氣滯下結糞如胡椒十餘少間通利諸證悉去許學士方

茯苓粥

治産後無所苦欲睡而不得睡

白茯苓去黑皮取末半兩 粳米一合

右二味以米淘浄煮粥半熟即下茯苓末粥熟任意食之

地黄粥

治初産腹中惡血不下

生地黄（五兩擣絞汁三合）生薑（擣絞取汁二合）粳米（淨淘三合）

右先將米如常法煮粥臨熟下地黄及生薑汁攪令匀空服食之

紫莧粥

治産前後赤白痢

紫莧葉（細剉一握）粇米（三合）

右先以水煎莧葉取汁去滓下米煮粥空心食之立

痊

滑石粥

治産後小便不利淋澁

滑石半兩别研 瞿麥穗一兩 粇米三合

右以水三升先煎瞿麥取二升半濾去滓將汁入米煮如常粥將熟入鹽少許葱白三寸方入滑石末煮令稀稠得所分作三度食之

羊肉粥

治產後七日後宜喫此粥

白羊肉（去脂膜四兩細切）粳米（淨淘三合）生地黃（汁三合）桂（去粗皮剉取末一合）

右以水煮肉并米熟後入地黃汁并桂末令得所以五味調和空心任意食之

猪腎粥

治產後寒熱狀如瘧猪腎粥方

猪腎（去脂膜細切一對）香豉（一合）白粳米（三合）葱（三莖細切）

右四味以水三升煮猪腎豉葱至二升去滓下米煮如常法以五味調和作粥食之未瘥更作

黄雌雞飯

治産後虚羸補益

黄雌雞一隻去毛及肚腸 生百合淨洗擇一果 白粳米一盞

右將粳米飯百合入在雞腹内以線縫定用五味汁煮雞令熟開肚取百合粳米飯和雞汁調和食之食雞肉亦妙

黄雌雞羮

治產後虛損

黄雌雞一隻肥者理如食法　葱白五莖切　粳米半斤

右三味依常法以五味調和為羮任意食之

猪肚羮

治產後積熱勞極四肢乾瘦飲食不生肌肉

獖猪肚一件淨洗先以小麥煮令半熟取出肚細切令安一處　黄耆剉碎半兩　人參三分　粳米三合　蓮實剉碎一兩

右以水五升煮猪肚入人參黄耆蓮實候爛濾去藥并肚澄其汁令清方入米煮臨熟入葱白五味調和作粥任意食

鯽魚羹

治産後乳無汁

鯽魚一斤 鱭螬五個

右依常法煮羹食後食之

鯽魚鱠

治產後赤白痢

鯽魚一斤治如食法　蒔蘿　陳橘皮湯去白焙　蕪荑　乾薑炮　胡椒各一錢為末

右取鯽魚作鱠投熱豉汁中入鹽藥末攪調空腹食之

脯雞糝

治產後心虛忪悸徧身疼痛

黃雌雞一隻去毛頭足腸胃淨洗以小麥兩合水五升煮雞半熟即取出雞去骨　蜀椒去目

并閉口炒汗出取末一錢 莛蒳去苗二錢 乾薑末半錢 粳米合

右先取水再煮雞及米令爛入葱薤椒薑莛蒳末等次又入五味鹽醬煎熟任意食之

猪腎臛

治產後風虛勞冷百骨節疼其體煩熱

猪腎一對去脂膜薄切 羊腎一對去脂膜薄切

右以五味并葱白豉為臛處常食之不拘時

冬瓜撥刀

治産後血壅消渴日夜不止

冬瓜研取汁三合　小麥麪四兩　地黄汁三合

右三味一處溲和如常麪切爲撥刀先將麞肉四兩細切用五味調和煮汁熟後却漉去肉取汁下撥刀麪煮令熟不拘多少任意食之

煨猪肝

治産後赤白痢腰腹疼痛不能下食

猪肝四兩　蕪荑末一錢

右將猪肝薄切糝蕪荑末於肝葉上五味調和以濕紙裹塘灰火煨熟去紙食

生藕汁飲

治産後惡血不利熱虚煩

生藕汁　地黄汁各半盞　蜜一匙　淡竹葉一握切以水一盞半煎取汁半盞

右四味同煎沸熟温分三服日二夜一

又方

治婦人蓐中好食熱麪酒肉變成渴燥

生藕汁　生地黄汁各半盞

右二味相和温煖分為三服

小兒諸病

四米湯

治小兒泄注

粱米　稲米　黍米各三合　蠟如半彈丸大

右以東流水二升煮粱米三沸絞去滓以汁煮稲米

三沸去滓用汁煮黍米三沸絞去滓置蠟於汁中候
蠟消每服半合空心午後各一隨兒大小增減

牡丹粥

治小兒癖瘕病

牡丹葉　漏蘆去蘆頭　决明子各一兩半　雄猪肝去筋膜切研二兩

右以水三升煎前三味去滓取一升半入猪肝及入
粇米二合煮粥如常法空腹食之隨兒大小加減

扁豆粥

治小兒霍亂

扁豆莖切焙二升 人參二兩

右以水三升先煮扁豆莖令熱下人參煎至二升去滓取汁煮粟米三合為粥與乳母食臨乳兒時先將去少許冷乳汁然後乳母常食此粥佳

猪子肝

治小兒久痢

猪子肝一具

右切作片炙熟空心食之

雞子餌

治小兒秋夏中暴冷忽下痢腹脹乍寒乍熟渴甚

雞子二枚去殼　胡粉半兩炒令黄　黄蠟一棗大

右先將黄蠟於銚子内微火上鎔次下雞子黄及胡粉調和候冷作餅與兒空心午後食之量兒大小增減

牛乳飲

治小兒噦

牛乳（一合）生薑汁（半合）

右於銀器中慢火同煎至六七沸一歲兒飲半合仍量兒大小以意加減

甘草豆方

冬月小兒解諸熱毒老人亦宜服之

大黑豆（三升淨洗）甘草（三兩細剉）

右用水六升煮令爛熟時時以三五十顆與小兒食

之汁亦可服又可用已煮過黑豆入香藥末和勻甑

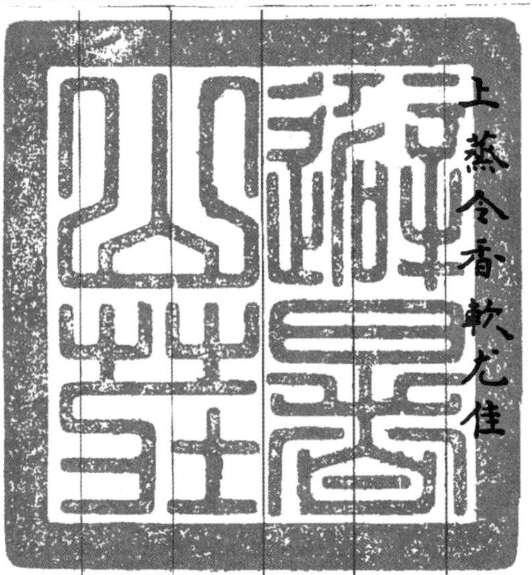

上蒸令香軟尤佳

壽親養老新書卷四

圖書在版編目（C I P）數据

頌壽：壽親養老新書 /（宋）陳直，（元）鄒鉉著．
— 北京：商務印書館，2019.11（2022.7 重印）
ISBN 978-7-100-17316-2

Ⅰ．①頌… Ⅱ．①陳… ②鄒… Ⅲ．①老年人－養生
（中醫）Ⅳ．① R161.7

中國版本圖書館 CIP 數据核字 (2019) 第 069661 號

書籍設計　潘焨榮
內文制作　何延舟　陸海霞

頌壽
壽親養老新書
宋·陳直　元·鄒鉉　著

商　務　印　書　館　出　版
（北京王府井大街 36 號　郵政編碼 100710）
商　務　印　書　館　發　行
南京愛德印刷有限公司印刷
ISBN　978-7-100-17316-2

2019 年 11 月第 1 版　　開本　889 × 1194　1/32
2022 年 7 月第 2 次印刷　　印張　17¾

定價：168.00 元